第 2 版

外伤处理小技巧

易学易用·要点明确·条理清晰

Tricks and Tips for Skillful and Aesthetic Treatment

Second Edition

〔日〕冈崎睦 主编 / 邵琳 译

U0339068

天津出版传媒集团

天津科技翻译出版有限公司

著作权合同登记号：图字：02-2019-349

图书在版编目(CIP)数据

外伤处理小技巧 / (日) 冈崎睦主编;邵琳译. —
天津:天津科技翻译出版有限公司,2022.8
　　ISBN 978-7-5433-4168-5

　　Ⅰ.外… Ⅱ.①冈… ②邵… Ⅲ.①外伤-诊疗
Ⅳ.①R64

中国版本图书馆 CIP 数据核字(2021)第 225857 号

GAISHOU SHOCHI ·SHOUSHUGI NO WAZA&TIPS HAYAKU,
YOURYOUYOKU, KIREINI SHIAGERU GOKUI【2nd edition】
ⓒ MUTSUMI OKAZAKI 2020
　　Originally published in Japan in 2020 by MEDICAL VIEW CO.,
LTD.
　　Chinese(Simplified Character only)translation rights arranged with
MEDICAL VIEW CO., LTD.through TOHAN CORPORATION, TOKYO.

授权单位:MEDICAL VIEW CO., LTD.
出　　　版:天津科技翻译出版有限公司
出 版 人:刘子媛
地　　　址:天津市南开区白堤路 244 号
邮政编码:300192
电　　　话:(022)87894896
传　　　真:(022)87893237
网　　　址:www.tsttpc.com
印　　　刷:天津新华印务有限公司
发　　　行:全国新华书店
版本记录:889mm×1194mm　16 开本　10.5 印张　200 千字
　　　　　2022 年 8 月第 1 版　2022 年 8 月第 1 次印刷
　　　　　定价:118.00 元

(如发现印装问题,可与出版社调换)

编者名单

▶主编

冈崎睦

东京大学研究生院医学系研究科整形外科学教授

▶编者

森弘树

东京医科齿科大学研究生院医齿学综合研究科整形·修复外科学主任教授

田中显太郎

东京医科齿科大学研究生院医齿学综合研究科整形·修复外科学教授

植村法子

东京医科齿科大学研究生院医齿学综合研究科整形·修复外科学

第2版前言

本书第 1 版在 2006 年出版后就受到了医生们的广泛好评。在那之后,作者也在多次实践后总结出了更重要的经验,于是向 MEDICAL VIEW 出版社提出修订的申请,并且很快达成了共识,所以第 2 版得以出版发行。

关于这本书,作者从各方面得到了许多反馈,为大家摘录几段:

"目前市场上没有对比病例的形式,这本书的内容让人非常容易理解。"

"能把书写得这么详尽的人,除了作者就没有别人了(笑)。"

"与市面上的图书相比,这本书有着全新的视角,那就是写出了患者的心声,连护理人员的心声也传达出来了……"

另外,在第 2 版中舍弃了被认为是"整形外科的专业性偏高"的项目,从患者角度出发,修订为普通人能理解的基础内容。在修改细节的同时,书中替换并增加了大约 1/3 的补充资料,比第 1 版内容更加丰富。书中减少了 5 年或 10 年内有可能会改变的内容,旨在保证图书内容实用且不易过时。

读过这本书,在实践的时候请大家注意:不要直接照搬其中的治疗方法,而是根据患者具体情况和患者的期望来决定治疗方法。本书采用休闲漫画书的形式,旨在令患者取得最佳治疗效果。考虑到各种可能的情况,希望大家能在实践中结合患者实际情况参考本书内容来决定治疗方法。

冈崎睦

第1版前言

抱着"如果市场上有这本书就好了"的想法,承蒙 MEDICAL VIEW 出版社的帮助和厚爱,本书得以顺利出版。

这本书的内容并不是脱离实际的理论,而是由作者在多家医院工作后积累的临床经验构成,同时也有作者迄今为止的许多痛苦经验和教训。看着新手医生的手术操作技术,不禁思考"为什么要这样操作呢""太慢了""手法不行",令人感到担忧。另外,在治疗其他科室的医生急救或手术失败后转诊过来的患者时,也会感到无奈。

许多重要的事项在教科书或各种综述中被反复解释过,在本书中就不再赘述。本书中详述的70个处理的小技巧主要由3个部分构成,左侧页面是常见的失败案例和解决方法,二者横向并排列举,直观形象,右侧页面是解释说明的部分。其他的部分还有30个补充资料,总计100个"小技巧"。

每一个条目单独看来并不是特别深奥的内容,但是把这些内容一个一个积累起来就会有巨大的实用价值。抓住重点,尽可能缩短手术时间,创口可以更好地恢复,漂亮地痊愈。如此一来,不用说患者,就连助理医生、护理人员、麻醉师等一起进行手术的工作人员都会感到愉悦。另外,有些小技巧之间粗略看来会有内容不一致的地方,但这些不一致才是"经过思考后的临床操作",是"情况不同则最佳应对方法也不同"的表现,即"应对不同情况,自主选择最合适的方法"的重要性。

如今的医疗方法变得非常复杂,会存在不一定适用于各个条目讲述内容的案例。在这里作者忽略微小的差异,肯定地展现主题思想,希望这本书可以成为所有实习医生和新手医生(特别是整形外科以外的医生)案头常备图书。同时,希望本书能让经验丰富的医生质疑习惯的手术方法,通过阅读本书,重新审视常规手术处理方法。

冈崎睦

本书使用说明

操作手法的要点
关键的要点举例

详细的说明步骤
说明左侧页面的①~④
和A~D的步骤

操作手法的示意图

左侧页面的左栏(①~④)
不恰当的操作步骤

插图

用各种的卡通人物表情或对
话来表现。

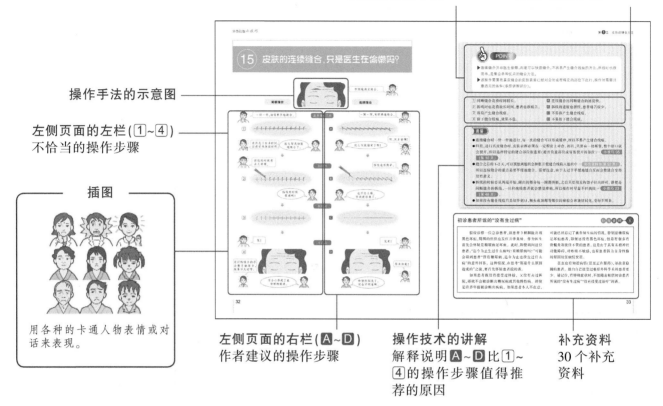

左侧页面的右栏(A~D)
作者建议的操作步骤

操作技术的讲解
解释说明A~D比①~
④的操作步骤值得推
荐的原因

补充资料
30个补充
资料

用语说明

真皮缝合	真皮埋没缝合
表层缝合	皮肤表层的缝合
创口	进行缝合等操作之前,皮肤缺损部分的统称
伤口	进行缝合等操作之后,没有完全愈合的部分的统称
瘢痕	术后留下的瘢痕
线状痕	不是缝合线痕,只是线状的瘢痕
缝合线痕	除了缝合创口,由于缝合线产生的瘢痕
20万倍肾上腺素	用生理盐水稀释的20万倍的肾上腺素水溶液
含有肾上腺素的1%利多卡因	10万倍稀释的肾上腺素加入1%利多卡因

目 录

第 1 章　皮肤的缝合方法

01 创伤治愈的前提与瘢痕:表皮再生与真皮修复 ················· 2

02 皮肤表面对合的意义(一期愈合):干净利落的创口治愈与预防肥厚性瘢痕 ················· 4

03 基本的皮肤缝合形式与无法形成漂亮的瘢痕的操作模式 ················· 6

04 缝合处理时,选择创口容易缝合的位置(方向)与高度非常重要 ················· 8

05 皮肤的缝合方法,应考虑患者受伤部位和状况 ················· 10

06 真皮缝合最大的功绩——使表层缝合不必结扎过紧 ················· 12

07 长缝合线痕对瘢痕修复的手术也有很大的不良影响 ················· 14

08 比起美观,更应注重安全:负重部位使用较粗的线进行间断缝合,同时也要推迟拆线时间 ················· 16

09 真皮缝合不要缝得过浅 ················· 18

10 真皮缝合时无法对合的原因在于真皮和脂肪 ················· 20

11 真皮缝合时要注意出线的方向:真皮缝合不能对合的原因 ················· 24

12 修剪真皮和脂肪时不要拉拽 ················· 26

13 梭形切除后,除去两端的皮下脂肪:预防明显的"猫耳朵"形成 ················· 28

14 若瘢痕扩大,"猫耳朵"就会消失;若瘢痕不扩大,"猫耳朵"则会残留 ················· 30

15 皮肤的连续缝合,只是医生在偷懒吗? ················· 32

16 使用无钩镊子进行皮肤连续缝合,穿出的针用镊子夹住更利于缝合 ················· 34

17 与不缝合而只用胶带固定相比,1~2 天拆线后再用胶带固定效果更好 ················· 36

18 针对凸起的真皮缝合,牢固的表层缝合会导致宽幅缝合线痕 ················· 38

19 一般情况下,不要采用褥式缝合:必要时,内侧也要以小针距进行操作,不要勒得过紧 ················· 40

20 针对手掌或脚掌的创口,不要采用真皮缝合 ················· 42

21 创缘皮肤两端的长度不一致时,将两端对合后再调整边缘 ················· 44

22 脂肪层只需要让助手辅助轻轻对合:若勒紧就会使脂肪坏死,导致创口裂开 ················· 46

23 拆线时,不要用镊子拉拽缝合线:用拆线剪刀插入并剪断线,再用剪刀将线抽出 ················· 48

24 拆线时的原则是让患者采取仰卧位:适当调整手术床的高度 ················· 50

㉕ 局部麻醉时注射肾上腺素后,大约等待 8 分钟再手术 …………………………… 56

㉖ 局部麻醉时要从神经走行的中枢侧开始平缓地进行皮下注射 ………………… 58

㉗ 眼睑的局部麻醉使用 30G 针头,不要推进针尖,并配合低温纱布冷敷 ……… 60

㉘ 鼻部的局部麻醉应使用 2.5mL 螺口注射器 ……………………………………… 62

㉙ 小手术中即使全身麻醉也要并用含有肾上腺素的利多卡因(特别是儿童患者) ……… 64

㉚ 小手术时推荐使用双极电凝而非单极电凝(特别是一人手术时) ……………… 66

㉛ 先设计手术与局部麻醉,再准备器具(电凝刀) ………………………………… 68

㉜ 不要将一次性洞巾的胶贴沿伤口一整圈贴上 …………………………………… 70

㉝ 手术造成的瘢痕是医生的责任:针对这种看法,要考虑手术切开的部位和方向 ……… 72

㉞ 调整无菌铺巾的孔洞,可以"既见树木,又见森林" …………………………… 74

㉟ 高度不一致的部位梭形切开时,先切开下侧 …………………………………… 76

㊱ 梭形切除手术时,切除的一侧不要止血 ………………………………………… 78

㊲ 松弛的部位(如腹部)分两个阶段梭形切开皮肤 ……………………………… 80

㊳ 发炎的皮脂腺囊肿切开排脓时,要同时预想根治切除手术的方案,稍微延长切开长度 ………… 82

㊴ 发炎的皮脂腺囊肿切开排脓时,局部麻醉分两步注射足够的剂量 …………… 84

㊵ 皮脂腺囊肿先从梭形的端点着手,再处理侧边 ………………………………… 86

㊶ 后枕部或颈部的肿瘤(脂肪瘤等),充分切开时要注意感觉神经 …………… 88

㊷ 前额部位的皮下肿瘤切除,皮肤切开方向与皮下切开方向要垂直 ………… 90

㊸ 切除缝合胎记的设计,沿皱纹的方向切开一条线的优点 …………………… 92

㊹ 四肢的皮下肿瘤切除时,皮肤切开不只有横向,也有纵向 ………………… 94

㊺ 头皮上的"猫耳朵",即使不修复也不明显 …………………………………… 96

㊻ 肩胛部至上背部的皮下肿瘤切除:侧卧位的优势 …………………………… 98

㊼ 小手术或简单处理时须注意不要损伤的神经和构造"10+2" …………… 100

第3章　外伤的处理

48 创口处理,治疗的黄金时间因部位而异 ·· 104

49 面部外伤不适合真皮缝合时,以小边距进行一层缝合 ······························ 106

50 面部的挫灭伤,即使组织看似可以取掉,但还是应当在洗净后缝合到原来的位置 ········ 110

51 口唇的贯通伤,只缝合皮肤一侧 ··· 112

52 耳郭外伤,首先要牢固地对合耳轮 ··· 114

53 儿童经常见的前额或下颌部位的破裂创口,用胶带固定的优点 ······················ 116

54 头皮破裂创口,需要在发根部最小限度地止血,并用皮肤吻合器缝合 ·············· 118

55 指尖皮肤缺损时,不要使用电凝刀灼烧止血,应将缺损的皮肤覆盖在原处 ·········· 120

56 指尖切断厚度在 7mm 以内,皮片可以存活:慎重起见应除去脂肪并植皮 ·········· 122

57 手指外伤,不进行灼烧止血而直接缝合 ·· 124

58 四肢的撕脱伤要注意撕脱的深度 ··· 126

59 四肢大面积的皮下血肿,如果不处理会导致大范围的皮肤坏死 ····················· 128

60 高龄或长期服用类固醇患者的四肢瓣状创口,因为皮肤过薄,所以不需要细致地缝合而是并用

　　胶带 ··· 130

61 取出手掌或脚掌的异物时,简单地以小切口切开是最糟糕的处理方式 ·············· 132

62 不适用胶带固定的部位:外伤和手术创口 ··· 134

63 手掌或脚掌的缝合处理,不要被只有角质层的创缘所欺骗 ··························· 136

64 创口敷料的使用要点 ··· 138

65 处理嵌甲时,不要只切掉趾甲角 ··· 140

66 夜间及公休日急诊时的局部烫伤处理,不要评估二度或三度烫伤,直接用软膏处理 ··· 142

67 使用伸缩胶带时不要拉伸 ··· 144

第4章　提高手术水平的秘诀

68 从头到尾进行完整的模拟实验手术 ··· 148

69 手术技术是与组织的对话 ··· 149

70 作为手术的助手时应在脑海中设想自己和操作者一起做手术 ························· 150

索引 ··· 155

补充资料目录

① "耳洞瘢痕瘤"的成因 ·· 5

② 过于细密地缝合,拆线就会变得简单吗? ··· 13

③ 整形外科医生如果造成结痂就是失败了 ·· 22

④ 真皮缝合使用大弧度曲形针,皮肤表层缝合使用小弧度曲形针,持针器不要夹住针体的末端 ······ 23

⑤ 细的镊子对皮肤"友好"吗? ··· 29

⑥ 初诊患者所说的"没有生过病" ··· 33

⑦ 手术封闭创口时,最基本要完成的操作有哪些? ································· 47

⑧ 皮肤表层的缝合请考虑到肿胀! ··· 52

⑨ 缝合后组织完全愈合至少需要 1 个月 ·· 52

⑩ 瘢痕绝对不会消失,先不要着急动刀!儿童患者无法自行判断 ············ 53

⑪ 持针器的各种握法 ··· 53

⑫ 缝合处理后的术后管理 ··· 54

⑬ 头皮的切开方向要依据头发生长方向和重力方向来决定 ····················· 59

⑭ 局部麻醉注射时针不要歪斜 ·· 63

⑮ 真皮出血不需要止血,若行灼烧止血则会造成三度烫伤 ····················· 77

⑯ 门诊手术之后,"不要坐下""不要弯曲手腕或膝盖"这类医嘱很难遵守 ······ 81

⑰ 不要认为肿瘤"不处理就可以",皮脂腺囊肿和脂肪瘤有什么区别? ······ 85

⑱ 固定彭罗斯型引流管的侧端 ·· 108

⑲ 不明显但人为造成的奇怪瘢痕 ··· 109

⑳ 对于轻微外伤患者,也一定要询问其是否服用过抗血小板药物或抗凝药物 ······ 113

㉑ 就诊时抱怨之前主治医生的患者 ··· 115

㉒ 用胶带固定时意外的危险 ·· 119

㉓ 由于头部的外伤而怀疑是面部骨折的情况 ·· 135

㉔ 瘢痕是否被称为"瘢痕"的主观考量 ·· 146

㉕ 不使用面部皮肤吻合器和面部褥式缝合的原因 ····································· 151

㉖ 从真皮中层开始的电凝刀切开是三度烫伤 ·· 152

㉗ "有感觉"不能代表指神经没有损伤 ··· 152

㉘ 手指的驱血工具应在包扎纱布之前取下 ··· 153

㉙ 在外伤创口注射局部麻醉剂的要点 ·· 153

㉚ 关于针头回套针帽的操作 ·· 154

第1章 皮肤的缝合方法

皮肤的缝合对于外科医生和内科医生都是必修内容。不必说外伤患者的缝合处理,就说切开皮肤进行手术之后的皮肤缝合,在患者完整的皮肤上切开伤口,医生应该要有漂亮地完成缝合的责任感。皮肤的缝合应该针对不同的情况来改变操作方法,而现有的缝合理念和方法大同小异。第1章首先介绍创伤治愈的前提,然后解释缝合之后无法形成漂亮的瘢痕的操作模式和原因,进而介绍应对不同状况的缝合方法,更加简单、快速、漂亮地完成缝合的操作方法,以及关于在合适的时间进行拆线的指导。

01 创伤治愈的前提与瘢痕：表皮再生与真皮修复

因为作者意外地了解到很多医生对此一知半解，所以先对创伤治愈的前提进行简单的介绍。

皮肤的构造

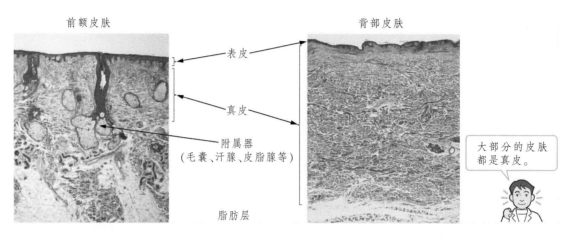

前额皮肤　　　　　　　　　　背部皮肤

表皮

真皮

附属器
（毛囊、汗腺、皮脂腺等）

脂肪层

大部分的皮肤都是真皮。

皮肤主要由表皮和真皮组成。左图是前额皮肤的断面图，右图是背部皮肤的断面图，从厚度来看，皮肤大部分由真皮构成，与真皮相比，表皮特别薄，不同部位的皮肤构造也有很大的差异。表皮和真皮的厚度比例为1:25~1:8，背部等皮肤较厚的部位主要是真皮的厚度不一样。真皮和表皮以外的代表结构还有各种附

属器，除了毛囊，汗腺、皮脂腺等也属于此类。汗腺与皮脂腺的数量在分布上也存在特异性，在前额部位分布着较多的汗腺和皮脂腺。

因此，表皮非常薄，只缝合表皮是不可能的，常说的"表皮缝合"可能表述并不准确。本书将缝合皮肤表层的操作称为"表层缝合"。

皮肤构造的胚胎学差异对于创伤治愈的意义

"创口痊愈"是什么样的呢？直观来看就是表面变得不再血肉模糊，也没有结痂的状态。在创伤治愈方面首先应当了解，真皮和表皮是完全不同的组织，表皮从胚胎学来看是由外胚层分化而来的可再生的组织，真皮是由中胚层分化而来的不可再生的组织。如果表皮受损，可通过表皮基底层的细胞增殖再生，表皮从基底层整体损伤也可通过附属器附近的干细胞再上皮化。另一方面，如果真皮受损，则不会再生，只能由肉芽组织修复。被修复的组织上的表皮细胞游

走，通过表皮再生完成再上皮化，这就是"创口痊愈"的状态。这些肉芽组织大都会变成瘢痕组织，因为和真皮的特性不同，表皮即使像原来一样再生，外观上也和正常皮肤不一样，这就是瘢痕。与肉芽组织替换真皮缺损的面积一样，形成"大面积的瘢痕"。

表皮和真皮，无论是从胚胎学的角度，还是作为皮肤组织，都是完全不同的。

代表性的外伤治疗方法及瘢痕类型

1. 擦伤

擦伤是表皮剥落的状态,因为表皮可再生,恢复到受伤之前的状态,所以不会留下瘢痕。擦伤时即使真皮上层的一部分被削去,被瘢痕组织替换的厚度也很少,基本上不会留下瘢痕。

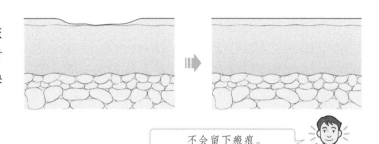

不会留下瘢痕。

2. 较浅的割伤

伤及表皮以下的真皮中层的外伤情况,根据外伤的深度,真皮相应的一部分被瘢痕组织替换。替换的深度越深就越容易形成明显的瘢痕。

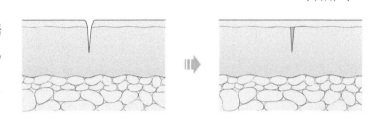

3. 较深的割伤漂亮地缝合处理的情况

真皮全层被切开的割伤,经漂亮地缝合处理后的情况,直到深部都由瘢痕组织替换,因为其宽度较窄所以形成"窄瘢痕"。

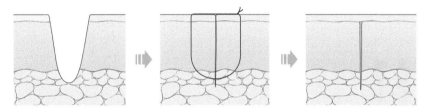

4. 较深的割伤缝合处理后,表面不对合形成结痂的情况

较深的割伤经过认真缝合处理,创口仍旧张开或创面不对合的情况,被瘢痕组织替换的体积仍然会变得很大,所以形成"宽幅瘢痕"(有些情况为肥厚性瘢痕)。

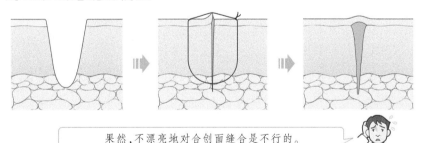

果然,不漂亮地对合创面缝合是不行的。

5. 不缝合割伤创口愈合的情况,皮肤缺损创口不处理而自行愈合

创口在一定程度上收缩,宽部和深部都被瘢痕组织所替换,所以瘢痕组织之上即使有表皮覆盖也会产生"宽幅瘢痕"。表皮细胞在肉芽组织上游走,再上皮化的过程需要时间,所以导致创口愈合时间延长。而且,有些部位由于创缘的张力大等原因,创口变宽的同时瘢痕组织增生,从而形成"宽大的肥厚性瘢痕"(也称增生性瘢痕)。

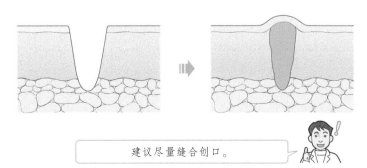

建议尽量缝合创口。

02 皮肤表面对合的意义(一期愈合):干净利落的创口治愈与预防肥厚性瘢痕

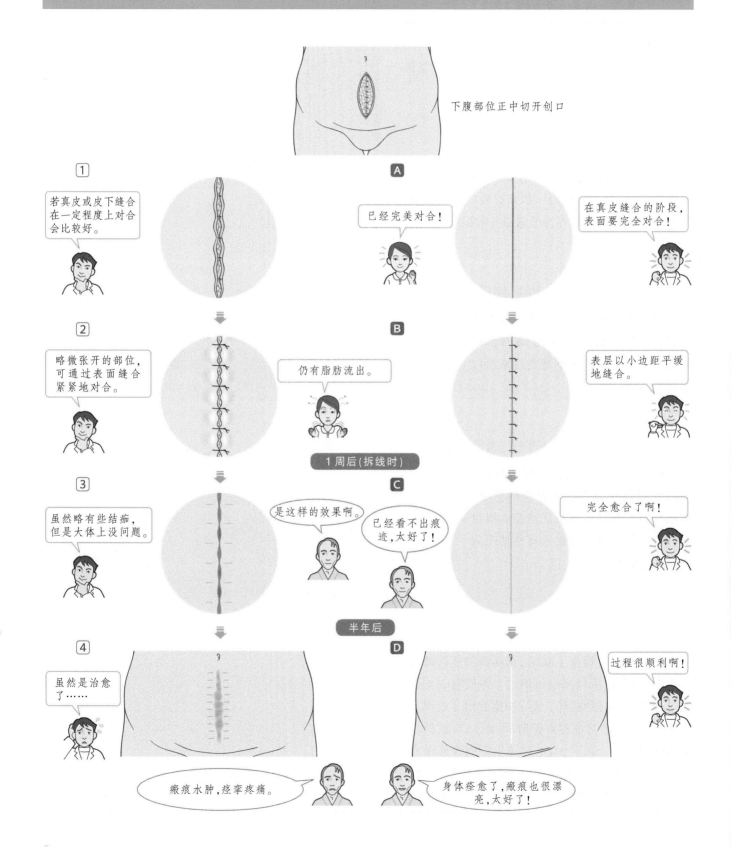

下腹部位正中切开创口

① 若真皮或皮下缝合在一定程度上对合会比较好。

② 略微张开的部位,可通过表面缝合紧紧地对合。

③ 虽然略有些结痂,但是大体上没问题。

④ 虽然是治愈了……

A 已经完美对合!

在真皮缝合的阶段,表面要完全对合!

B 仍有脂肪流出。

表层以小边距平缓地缝合。

1周后(拆线时)

C 是这样的效果啊。

已经看不出痕迹,太好了!

完全愈合了啊!

半年后

D 过程很顺利啊!

瘢痕水肿,痉挛疼痛。

身体痊愈了,瘢痕也很漂亮,太好了!

POINT

▶皮肤表面完全对合的封闭创口,不仅能够预防感染,使创口尽早愈合(一期愈合),而且可以预防肥厚性瘢痕。

▶封闭创口的时候如果皮肤表面没有对合,就会结痂,变为二期愈合,时间久了则容易形成肥厚性瘢痕。

① 每处都采用真皮或皮下缝合。　　Ａ 比起真皮缝合,更要注重表面对合。

② 表面分散着不对合的部分。　　Ｂ 表层缝合的目的是调整微小的皮肤高低差异。

③ 创口大体上愈合,但有结痂。　　Ｃ 没有结痂,干净漂亮地愈合。

④ 由于二期愈合而形成肥厚性瘢痕。　　Ｄ 不易形成肥厚性瘢痕。

讲解

● 一期愈合是指通过外科缝合裂开的皮肤或皮下组织,使创口的边缘紧贴,从而使创口痊愈。通过皮肤表面的完全对合,能够预防由上皮缺损部位引起的感染,数日到 1 周后皮肤没有缺损或结痂,可以最短的时间治愈创口。

● 二期愈合是指通过外科手术操作,通过创口收缩或表皮细胞的游走,将组织的断裂部位或缺损部位从一期愈合时未封闭的状态达到创口愈合的治愈过程。通过外科手术操作可以尝试一期的封闭创口,但是如果皮肤表面不对合,最终还是形成二期愈合。形成结痂的愈合就相当于二期愈合。从长期的形成漂亮瘢痕的观点来看,伴随着结痂形成的愈合会造成更大的不良影响。

● 比起一期愈合的创口,二期愈合经历的时间更长,且更容易有形成肥厚性瘢痕的倾向。可以举例证明,如果切除已经形成的肥厚性瘢痕,通过整形外科的缝合法使其一期愈合,也有不产生肥厚性瘢痕的案例 补充资料3(第 22 页)。

"耳洞瘢痕瘤"的成因

补充资料①

　　有时耳洞的创口会长出瘢痕瘤状的增大瘢痕组织,被称为耳洞瘢痕瘤(图 1)。严谨地说,很难判断瘢痕瘤是否为肥厚性瘢痕。偶尔会遇到这样的患者,左耳和右耳一样打耳洞,某一侧出现瘢痕组织增大,另一侧却是漂亮的瘢痕, 可以正常地使用耳洞佩戴耳饰。很多患者诉说:"同样打了耳洞,只有长了瘢痕瘤的一侧感染了,很长时间一直不好。"类似这样的患者很多,这也是证明"二期愈合是形成肥厚性瘢痕的

主要原因"的理由之一 小技巧 03(第 6 页)。

图 1　到医院就诊的患者的左耳(左图),主要症状为左耳垂瘢痕瘤。同样打耳洞,右耳垂却是漂亮的不显眼的瘢痕(右图)。

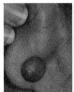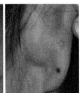

03 基本的皮肤缝合形式与无法形成漂亮的瘢痕的操作模式

基本的皮肤缝合形式

1. 二层缝合

- 皮肤缝合一般是二层缝合,即真皮缝合和表层缝合 小技巧 05(第 10 页) 这两层的缝合。
- 真皮缝合使用 4-0 至 6-0 的角针单丝可吸收缝合线(PDS-Ⅱ®、MAXON®、MONODIOX®等)。
- 表层缝合使用 4-0 至 7-0 的带针单丝尼龙缝合线。

二层缝合

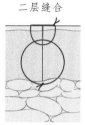

2. 一层缝合

- 二层缝合是基本缝合形式,但根据不同情况也会进行一层缝合。
- 一层缝合使用 4-0 至 6-0 的带针单丝尼龙缝合线,缝合皮肤的全层。
- 面对不同的情况,区分使用一层缝合和二层缝合十分重要,在第 1 章中将详细讲述缝合方法。

一层缝合

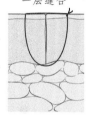

无法形成漂亮的瘢痕的操作模式和主要原因

1. 缝合线痕(鱼骨状瘢痕)

原因

- 表层缝合的边距过大,皮肤缝线结扎过紧。
  →通过认真提高缝合技巧可以避免这种情况。

我的患者都是这种缝合线痕。

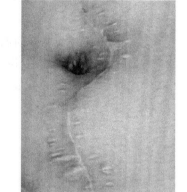

缝合线痕

2. 肥厚性瘢痕

手术创口和外伤创口的意义不同,所以分为两类进行介绍。

(1)手术创口

原因

- 不恰当的切开方向
  →认真考虑切开的方向在一定程度上可以避免这种情况。
- 二期愈合
  →手术时不恰当的操作导致创缘的血流障碍或缝合时创缘两侧组织高度不一致等会造成二期愈合,对皮肤组织轻柔地处理或小心谨慎地缝合可以避免这种情况。拆线时产生结痂也属于二期愈合,原因是皮肤的表面不对合 小技巧 02(第 4 页)。
- 手术部位的特性(容易形成肥厚性瘢痕的部位)
  →有时稍微远离这些部位切开可以减轻这种情况。
- 患者的体质、年龄或体格等造成创缘的张力
  →大多数情况不可避免。

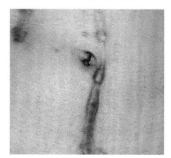

肥厚性瘢痕

(2)外伤创口

原因

● 患者的体质、外伤的部位或方向等

　→因为这是在受伤时就存在的因素,所以不可避免。

● 二期愈合

　→大多数情况不可避免地造成二期愈合,但是应该为了避免创缘的血流障碍或缝合时创缘两侧组织高度不一致而尽最大努力。有时因为希望尽可能地保留组织,而不可避免地产生创缘坏死的情况。所以在已形成肥厚性瘢痕时,可以按照患者的意愿来进行二次的瘢痕整形手术。

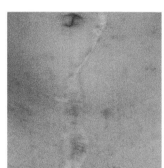

3. 宽幅瘢痕

(1)肥厚性瘢痕成熟之后形成的瘢痕

原因

● 与肥厚性瘢痕相同。

(2)没有经历肥厚性瘢痕而形成的瘢痕

原因

● 创缘的张力(根据患者的年龄、体格、创口部位而不同)

　→细致的真皮缝合可以在一定程度上预防这种情况,但是有局限性。即使按患者的意愿进行瘢痕整形手术(瘢痕切除+缝合手术),创缘张力会变得更大,瘢痕很难得到改善。

● 二期愈合

　→应该为避免创缘的血流障碍或缝合时创缘两侧组织高度不一致而尽最大努力。即使这样仍形成了宽幅瘢痕时,可以按照患者的意愿进行瘢痕整形手术。

宽幅瘢痕

4. "猫耳朵"

原因

● 准备缝合的创口部位残存的皮肤量与缝合线的长度不一致

　→由于修复"猫耳朵"无法避免地需要切除更多的正常皮肤并且延长创口,所以选择残留"猫耳朵"还是延长创口需要在手术之前和患者进行沟通 ☞ 小技巧 14(第 30 页)。

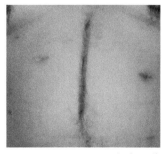

"猫耳朵"

5. 色素沉着

原因

● 二期愈合是引起炎症之后色素沉着的原因

　→如 1~3 所述,通过尽可能地避免二期愈合可以减轻这种症状。

● 术后没有充分静养、休息(紫外线照射等)

　→向患者说明手术之后需要静养,并且避免紫外线照射。

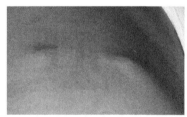

色素沉着

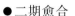

讲解

　　无法形成漂亮的瘢痕的主要操作模式有缝合线痕、肥厚性瘢痕、宽幅瘢痕、"猫耳朵"、色素沉着等。其在很大程度上是由于患者的体质、年龄、创口的部位等不可避免的原因,也有切开方式、操作手法、缝合方法等很多通过医生的思考就可以预防的因素。其中特别要注意的是医生切开正常皮肤的手术创口,从思考切开的部位或方向、手术中对皮肤组织的精心呵护及皮肤缝合方式,由医生造成的原因要尽可能地避免,应该思考如何形成漂亮的瘢痕。在第 1 章中将讲述应对不同的状况来消除医生操作因素的方法,以及关于这些操作的风险等。

04 缝合处理时,选择创口容易缝合的位置 (方向)与高度非常重要

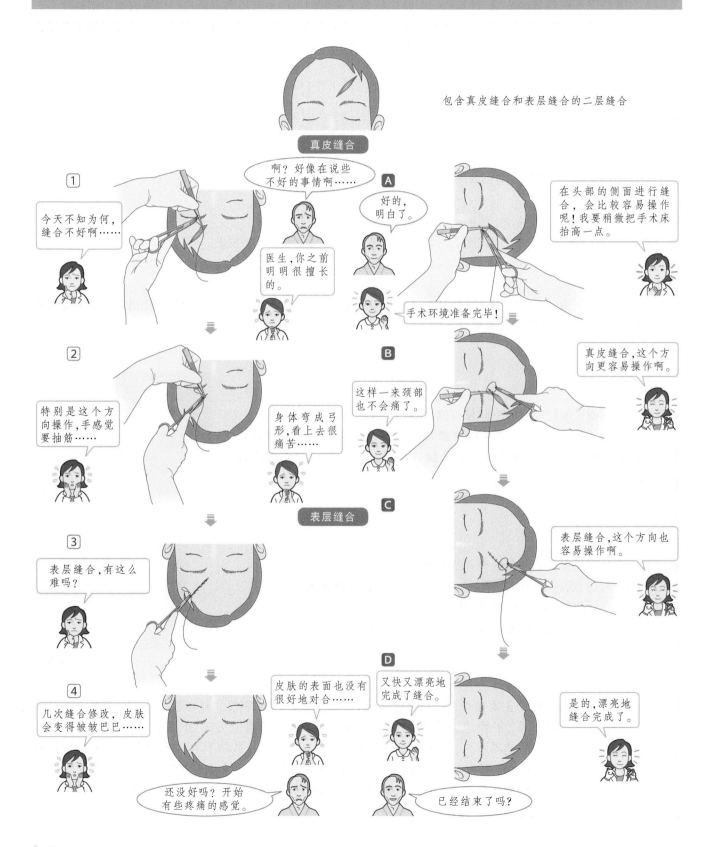

包含真皮缝合和表层缝合的二层缝合

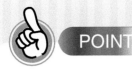

POINT

▶ 缝合处理的时候,应当针对创口的方向改变位置,找到自己容易缝合的角度。

▶ 手术床也要调整到容易缝合的高度,这样不容易感到疲惫,可以快速漂亮地缝合。

▶ 如果觉得"今天,不知为何缝合不好",首先,应重新布置手术环境。

① 创口和手的相对位置不自然。　　　　Ⓐ 创口和手的相对位置很自然。
② 真皮缝合极其困难 。　　　　　　　　Ⓑ 容易进行真皮缝合。
③ 腕关节不自然地向内弯曲。　　　　　Ⓒ 容易进行表层缝合。
④ 就算花费很多时间也无法漂亮地完成缝合。　Ⓓ 快速漂亮地完成缝合。

讲 解

● 在缝合皮肤时,会有"今天,不知为何缝合不好"的感觉吗? 在这种情况下,缝合的创口与自己的相对位置不自然,大多是由于缝合技术之外的原因,所以首先考虑重新布置手术环境。

● 缝合不顺利或一操作就感觉很累的时候,大多数的原因是手术床过低或是创口与自己的相对角度不正确,导致腕关节过度向内弯曲或者前臂过度向内或向外弯曲。

● 真皮缝合时从自己前方由右向左开口的创口是最容易操作持针器的,而在此基础上旋转90°的创口是最难处置的方向。表层缝合时角度的影响较少,但也采用大致相似的位置关系比较好。对于急诊患者的创口缝合,当可以变换自己位置时,请随时根据需要变换自己的位置。

● 另一方面,手术时对于患者的闭合创口等情况,不能优先考虑手术操作者的位置或不能按自己需求任意调整位置时, 没有必要拘泥于 "正确的持针器握法",可根据具体情况变换高自由度的握法 ☞ 补充资料 11 (第 53 页)。

● 即使只改变缝合时进针的顺序或缝合的方向,操作的难易程度也有可能发生很大变化(图 1 和图 2)。要注意创口哪一侧更宽(图 1)。总的来说,手术的操作要避免医生腕关节过度向内弯曲,以及前臂过度向内或向外弯曲的状况(图 2)。

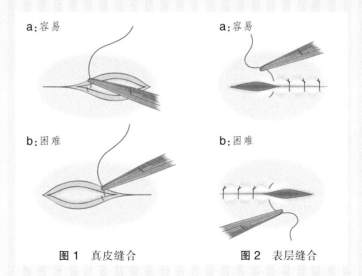

a:容易　　　　　a:容易

b:困难　　　　　b:困难

图 1　真皮缝合　　　　图 2　表层缝合

05 皮肤的缝合方法,应考虑患者受伤部位和状况

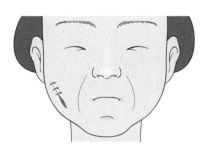
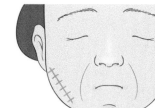

想要漂亮地缝合,但是会留下像鱼骨一样的瘢痕……

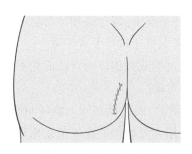
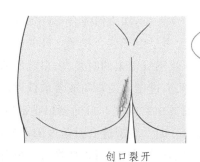

有瘢痕没关系,只希望缝合得足够牢固,不要裂开……

创口裂开

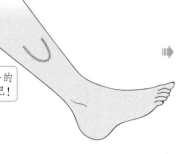

为了使真皮缝合和表皮缝合的创口不要裂开,尽全力缝合吧!

出现血肿和创缘坏死,竟然形成了更大面积的创口啊!

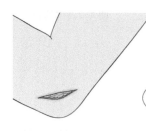

每个人期望的不一样啊!

我会尽量静养,所以请不要留下瘢痕。

工作不能休假,也无法静养,所以比起漂亮的瘢痕,我更希望缝合得足够牢固,保证大幅度活动伤口也不会裂开。

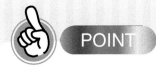

▶皮肤的缝合方法不是一成不变的,需要选择适合不同部位或不同状况的缝合方法。

▶即使是相同部位相同的创口,因为患者的期望不同,要考虑患者的不同期望来选择缝合方式很重要。

① 如果一层缝合过紧,会留下鱼骨样的瘢痕。

② 对于承重部位,如果仍使用细尼龙线连续缝合,创口裂开的风险很高。

Ⓐ 对于小腿的瓣状创口,如果采用真皮缝合+表皮缝合的方式细密地缝合,就容易产生血肿或边缘皮肤坏死。

Ⓑ 即使是相同部位的创口,患者的期望也不同。

讲解

● 关于皮肤的缝合方法,过去已经发表了很多综述论文或手术专著,但大多都是统一的描述。然而,缝合方法不是一成不变的,应该按照不同部位选择适合的缝合方法。即使创口的部位大小和方向相同,患者的状况和想法也会有不同,需要关注的重点也不同,所以要考虑患者的期望选择缝合方法。

● 比如面部等明显的部位,不论男女老少,大部分患者都希望愈合成漂亮的瘢痕,至少希望选择不留下缝合线瘢痕的缝合方法 ☞ 小技巧 03、06、15、17、18(第 6 页、第 12 页、第 32 页、第 36 页、第 38 页)。

● 对于臀部等承重部位,无须裸露在外部,比起漂亮的瘢痕,大多数患者更希望创口愈合后不要引起感染或伤口裂开 ☞ 小技巧 08(第 16 页)。

● 无论什么情况都进行细密的二层缝合是不恰当的。因为小腿的血流比较贫乏,手术后也容易产生瘀血,如果采用真皮缝合和皮肤缝合进行细密地缝合,瓣状创口边缘的血液流通不畅,容易出现创缘坏死 ☞ 小技巧 58、59、60(第 126 页、第 128 页、第 130 页)。为了使创口漂亮地愈合,良好的血流是必要的条件。

● 即使是相同部位的创口,有的患者说"先保持静养,希望能缝合出漂亮的瘢痕";也有患者说:"因为工作很难保证静养,所以不能形成漂亮的瘢痕也没关系,希望在正常活动的情况下创口也不会裂开。"

● 这些都是较为极端的例子,但是缝合部位或患者的希望都不只有极端的情况,也有介于中间的"可以做到适当的静养,所以希望愈合成相对漂亮的瘢痕"等想法,追求的目标不同,所以按照不同情况选择缝合方法很重要。

06 真皮缝合最大的功绩——使表层缝合不必结扎过紧

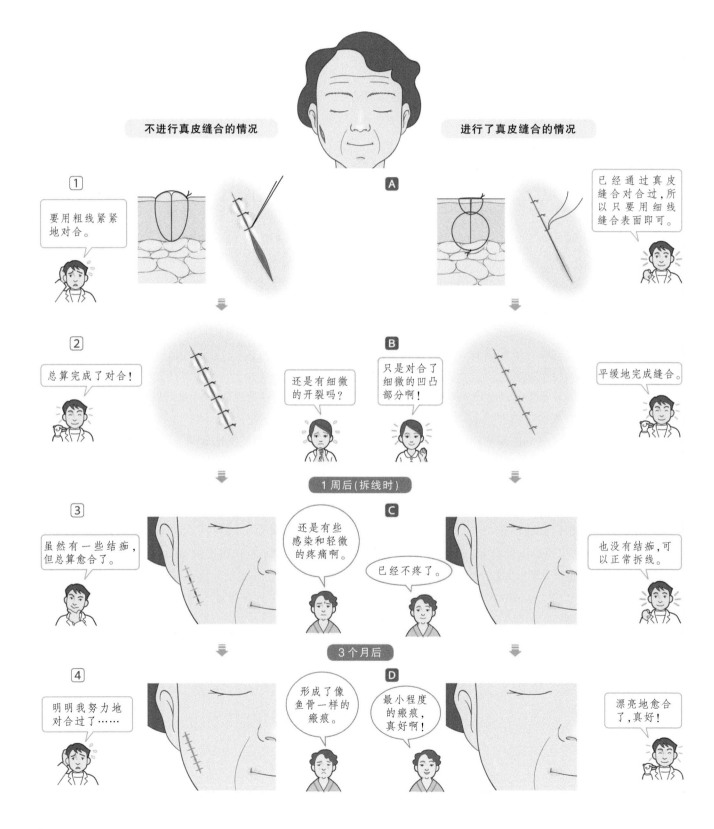

▶真皮缝合最大的功绩就是使表层缝合不必结扎过紧。真皮缝合之后可平缓地进行表层缝合。

▶一层缝合时,为了对抗创缘的张力会使用粗线紧紧结扎,所以容易留下缝合线痕。

1 一层缝合时会使用粗尼龙线(4-0 或 5-0)紧紧结扎。

2 线与线之间的间隔部分大多是张开的。

3 一部分形成结痂。

4 瘢痕很宽,也有缝合线痕。

A 使用细尼龙线(6-0 或 7-0)。

B 创缘处细微的凹凸也能对合。

C 没有形成结痂。

D 没有缝合线痕的一条线状瘢痕。

讲解

● 真皮缝合有使皮肤表面完美对合的效果,手术之后瘢痕也不容易变宽,同时还有针对皮肤创缘的止血效果等优点,但最大的功绩就是使表层缝合不必结扎过紧。

● 如果使用 4-0 或 5-0 单丝可吸收缝合线 (PDS-Ⅱ®、MAXON®、MONODIOX®等) 进行真皮缝合,已经十分靠近皮肤边缘,所以表皮缝合只是为了让皮肤表面更加完整地对合,使用细尼龙线(6-0 或 7-0)以小边距平缓地缝合即可。

● 关于"平缓地缝合"的具体程度,也要考虑手术之后的肿胀,为此,需要医生积累丰富的经验 ☞ 补充资料 8(第 52 页)。

● 如果进行一层缝合,常常需要使用 4-0 或 5-0 略粗的尼龙线用力勒紧结扎,即便勉强将皮肤对合,也会留下明显的鱼骨样瘢痕。进行这种操作时,缝合线与缝合线之间的创缘常常会细微地裂开,拆线时也没有完全愈合,形成结痂,这会引起二期愈合,甚至可能导致肥厚性瘢痕 ☞ 小技巧 02、03(第 4 页、第 6 页)。

● 如果没有缝合线痕而只是切开创口,额头和颈部的瘢痕将会同化于皮肤纹路,变得不明显。

过于细密地缝合,拆线就会变得简单吗?

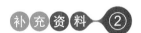

作者之前工作过的医院,有一位特别喜欢进行细密缝合的外聘医生。有一天,作者有机会诊察那位医生在前一天进行了缝合处理的外伤患者,创口为总长度约 10cm 的 U 形小腿挫伤,差不多以 2mm 针距、2mm 边距缝了 50 针左右!护士抱怨道:"好像用了 1 个多小时处理的。拆线估计会花费很多时间。"然而拆线非常简单,一瞬间就完成了。为什么会这样呢?

第二次诊察那位患者的时候,缝合部位的皮肤边缘完全坏死,变成乌黑色,去除干燥的坏死组织的同时,拆掉了所有的缝合线。想要创口完全愈合还需要 1 个月以上的时间。

1 个多小时努力缝合的辛苦白白浪费,更别提形成漂亮的瘢痕,连创缘都坏死了。细密地缝合也要有限度,过度缝合会损坏皮肤的血流,甚至有可能导致坏死。果然"应对不同状况变换缝合方法"非常重要。

07 长缝合线痕对瘢痕修复的手术也有很大的不良影响

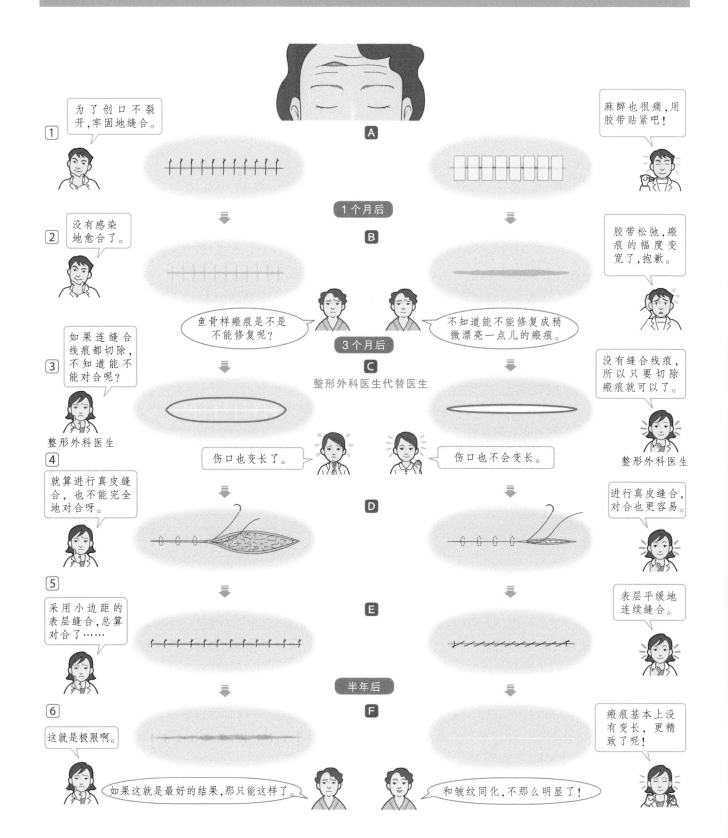

POINT

▶大边距缝合创口之后会留下长缝合线痕,这对之后进行的瘢痕整形手术也会产生很大不良影响。

▶如果切除长缝合线痕,瘢痕本身会变长,由于切除的皮肤量较多,皮肤张力导致真皮缝合不能对合,手术后会形成宽幅瘢痕。

① 大边距缝合。

② 留下长缝合线痕。

③ 包括缝合线痕在内全部切除。

④ 真皮缝合皮肤难以对合。

⑤ 虽然进行了表层缝合,但要用力地对合。

⑥ 缝合线痕很短,但形成了宽幅的长瘢痕。

Ⓐ 只用胶带贴合。

Ⓑ 胶带略微松弛就会变成宽幅的瘢痕。

Ⓒ 切除瘢痕的时候,不要切除正常皮肤。

Ⓓ 真皮缝合可以精确地对合。

Ⓔ 平缓地连续缝合。

Ⓕ 瘢痕没有延长,而是形成一条漂亮的线状瘢痕。

讲解

● 大边距紧密地缝合之后留下瘢痕,即使之后进行瘢痕整形手术(切除+缝合),缝合线痕也会产生很大不良影响,难以形成漂亮的线状瘢痕。

● 也就是说, 如果要全部切除鱼骨样瘢痕,就不得不切除包括一部分正常皮肤在内的大面积皮肤。更糟糕的是,按皮肤切除宽度的切开线周长环绕的程度,缝合线也会变长(图1)。

● 也容易形成"猫耳朵",为了不留下"猫耳朵"而进行修复,就会形成更长的瘢痕 ☞ 小技巧 14(第 30 页) 。而且,因为切除皮肤的宽度大,作用在创缘的

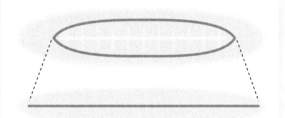

图1

张力更大,在真皮缝合时皮肤很难对合,即使表层缝合强行对合,也会留下缝合线痕,或者因为缺血形成二期愈合(形成结痂) ☞ 小技巧 02(第 4 页) ,手术后由于张力也会造成瘢痕扩大或者瘢痕的幅度变宽。

● 另一方面,如果只用胶带贴合,由于张力或出血造成创缘松弛,可能会留下略微宽的瘢痕 ☞ 小技巧 53、62(第 116 页、第 134 页) 。如果是切除这种宽幅瘢痕的情况,只切除由二期愈合形成的瘢痕即可,因为基本上不需要切除正常的皮肤,所以瘢痕一般也不会延长。而且,作用在创缘的张力也比较弱,所以真皮缝合时创缘能够紧紧地对合,易于形成没有缝合线痕的漂亮线状瘢痕。

08 比起美观,更应注重安全:负重部位使用较粗的线进行间断缝合,同时也要推迟拆线时间

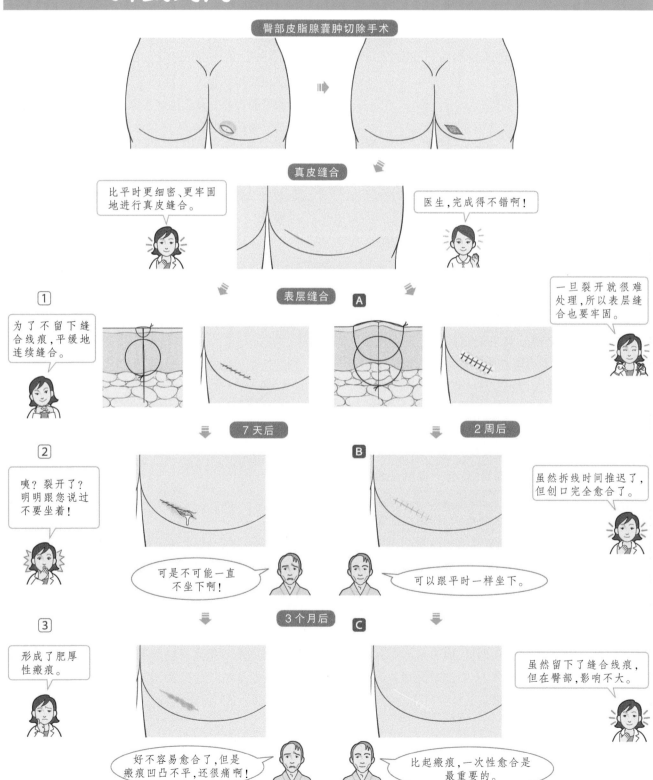

臀部皮脂腺囊肿切除手术

真皮缝合

比平时更细密、更牢固地进行真皮缝合。

医生,完成得不错啊!

① 为了不留下缝合线痕,平缓地连续缝合。

表层缝合 A

一旦裂开就很难处理,所以表层缝合也要牢固。

7天后

② 咦?裂开了?明明跟您说过不要坐着!

2周后 B

虽然拆线时间推迟了,但创口完全愈合了。

可是不可能一直不坐下啊!

可以跟平时一样坐下。

3个月后 C

③ 形成了肥厚性瘢痕。

虽然留下了缝合线痕,但在臀部,影响不大。

好不容易愈合了,但是瘢痕凹凸不平,还很痛啊!

比起瘢痕,一次性愈合是最重要的。

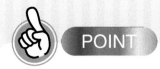

▶对于负重部位、可活动部位或容易污染的部位,承担力学的负重或细菌感染的风险,应选择可靠地治愈创口的缝合方法。

▶选择缝合方法时,在手术之前和患者的沟通很重要。

① 平缓地连续缝合。

② 缝合破裂,创口裂开。

③ 花费几个月时间愈合,也一定会产生肥厚性瘢痕。

Ⓐ 牢固地间断缝合,直至深层部位。

Ⓑ 拆线推迟 2~3 周进行。

Ⓒ 虽然会留下缝合线痕,但不会产生肥厚性瘢痕。

讲解

● 并不是任何部位的任何情况都适合平缓地缝合。负重部位、可活动部位(关节等),比起不留下缝合线痕,更需要优先选择可靠地治愈创口。针对容易污染的部位(肛门附近等),防水也很重要,真皮缝合要缝得多一些,避免引起缺血,表层缝合也要牢固地缝合,直至真皮深层部位。

● 无论任何时候缝合线痕都要优先选择不会引起并发症的方式。以患者能够严格静养为前提,是否选择不留缝合线痕的缝合方法,要与患者沟通之后再做决定。

● 若连续缝合的一个位置出现破裂,就会全部裂开。此法不适用于那些破裂危险性高的部位或由于破裂可能导致严重后果的部位。

● 坐骨部位等活动度较大同时极度负重的部位,即便是进行了牢固的真皮缝合,1 周后拆线也有创口裂开的风险,所以需要注意。"尽量不要坐着"的要求在正常的生活中很难遵守 ☞ 补充资料 16(第 81 页) 。拆线之后,虽然是对扭动或负重最无防备的状态,但只要完成拆线,患者就认为痊愈了,便可能不再静养,所以也需要注意这一点。

● 负重部位或可活动部位的创口一旦裂开就很难再痊愈,坐骨或膝盖等部位需要几个月时间才能痊愈的情况也不少见。而且经过长时间二期愈合的创口,必然会形成肥厚性瘢痕 ☞ 小技巧 02、03(第 4 页、第 6 页) ,患者会长时间因疼痛和瘙痒而感到困扰。

● 另一方面,若持续 1 周以上不拆线,会因缝合线而产生异物反应或发生感染,接触缝合线的皮肤可能会发红,很难取得美观的整形效果,所以要注意避免感染。

● 影响拆线时间的因素包括创口部位(是否为负重部位、容易污染的部位、可活动的部位、露出部位,以及血流是否丰富等)、合并症(糖尿病、胶原病等)、用药史(类固醇药物等)、是否为真皮缝合,以及患者的希望(更重视安全还是最终的美观)等。对于非负重部位进行了真皮缝合的患者,如果有美观的希望,也可以第二天拆线后改用胶带贴合 ☞ 小技巧 17(第 36 页) ,足底或坐骨部位也有 3 周以上不拆线的情况。

● 一般可以认为,不论是什么样的情况,大多都在 1 周左右拆线,但是应牢记每位患者的拆线时间都可能会变化。

09 真皮缝合不要缝得过浅

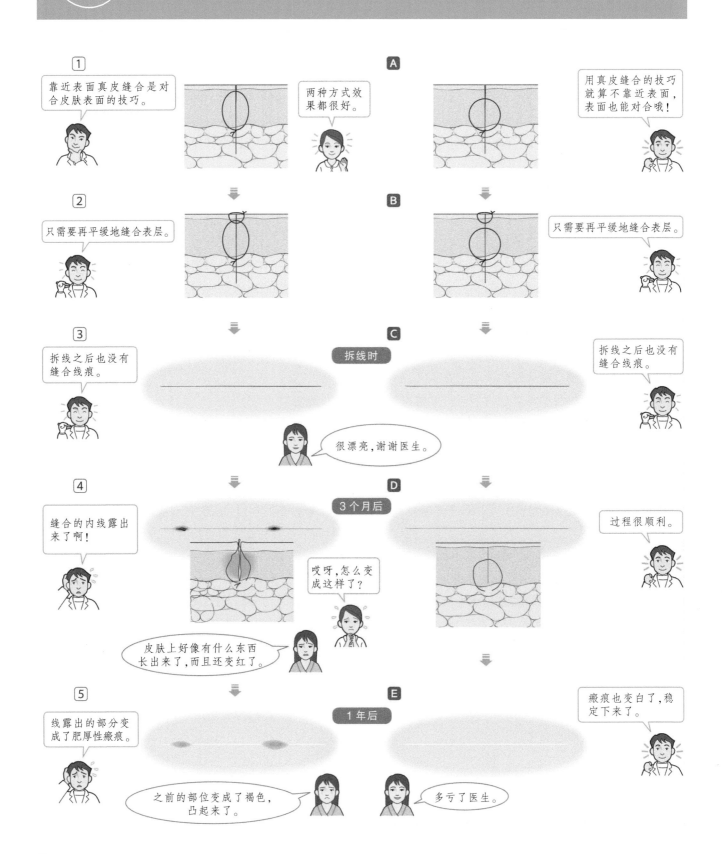

1 靠近表面真皮缝合是对合皮肤表面的技巧。

A 两种方式效果都很好。

用真皮缝合的技巧就算不靠近表面，表面也能对合哦！

2 只需要再平缓地缝合表层。

B 只需要再平缓地缝合表层。

3 拆线之后也没有缝合线痕。

C 拆线时

拆线之后也没有缝合线痕。

很漂亮，谢谢医生。

4 缝合的内线露出来了啊！

D 3个月后

哎呀，怎么变成这样了？

过程很顺利。

皮肤上好像有什么东西长出来了，而且还变红了。

5 线露出的部分变成了肥厚性瘢痕。

E 1年后

瘢痕也变白了，稳定下来了。

之前的部位变成了褐色，凸起来了。

多亏了医生。

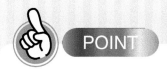

POINT

▶真皮缝合不要缝得过浅。缝至中层,再对合皮肤表面很重要。

▶如果在表皮附近穿线进行真皮缝合,几个月后真皮缝合线露出,容易引发炎症,成为肥厚性瘢痕或色素沉着的原因。

① 在浅层皮肤进行真皮缝合。　　　Ⓐ 在皮肤中层进行真皮缝合。

② 平缓地表层缝合。　　　　　　　Ⓑ 平缓地表层缝合。

③ 干净利落地一期愈合。　　　　　Ⓒ 干净利落地一期愈合。

④ 真皮缝合线于皮肤表面露出,引发炎症。　Ⓓ 真皮缝合线露出来的风险很小。

⑤ 炎症之后产生色素沉着和肥厚性瘢痕。　Ⓔ 完美愈合的瘢痕。

讲解

● 为了使皮肤表面准确地对合,经常能看到新手医生在靠近表皮的部位进行真皮缝合。确实,这样有利于创缘对合,表层缝合不需要结扎过紧,所以术后早期可以形成没有缝合线痕的线状瘢痕。

● 但是,在经历几个月的恢复过程中,由于排异反应等,真皮缝合线露出皮肤表面的风险增加。如果缝合线的一部分露出皮肤表面,患者会感到明显的疼痛,露出部位会持续引发炎症,结果就是形成肥厚性瘢痕或炎症之后色素沉着,最后不能形成漂亮的瘢痕。

● 如果正确地进行真皮缝合,即使缝合线不缝至表层,也可以顺利地对合 ☞ 小技巧 10、11、12 (第 20 页、第 24 页、第 26 页)。两侧组织留下高度略微不一致的部分,以表层缝合平缓地对合即可。在真皮的浅层部分穿线进行真皮缝合,表面的高度差是最难处理的,即使表层缝合也很难消除高度差。

● 单丝可吸收缝合线失去张力之后也会在生物体内长期留存,实际上有很多经过 1 年以上的时间也不被吸收而留在体内的情况,这一点需要注意。

10 真皮缝合时无法对合的原因在于真皮和脂肪

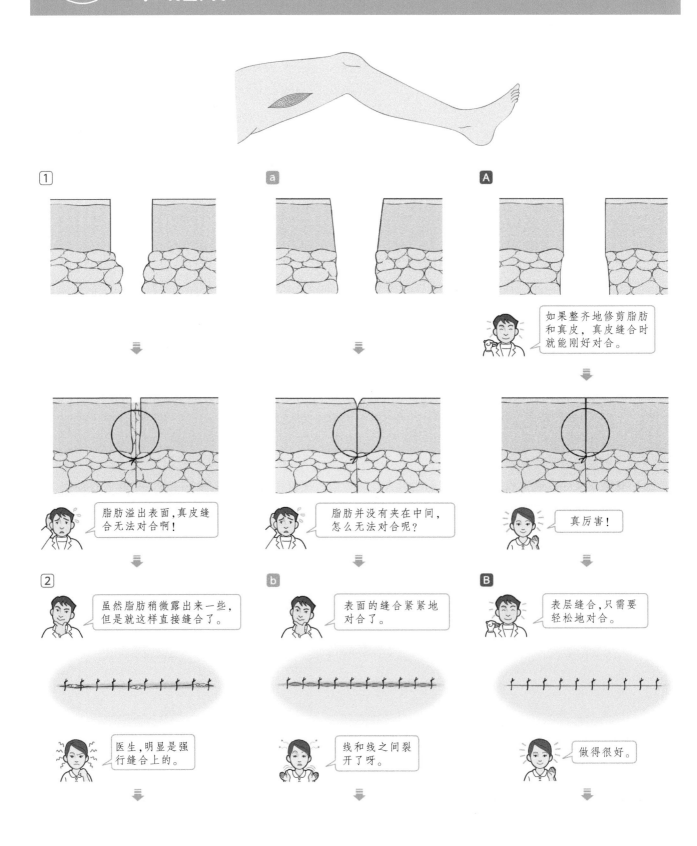

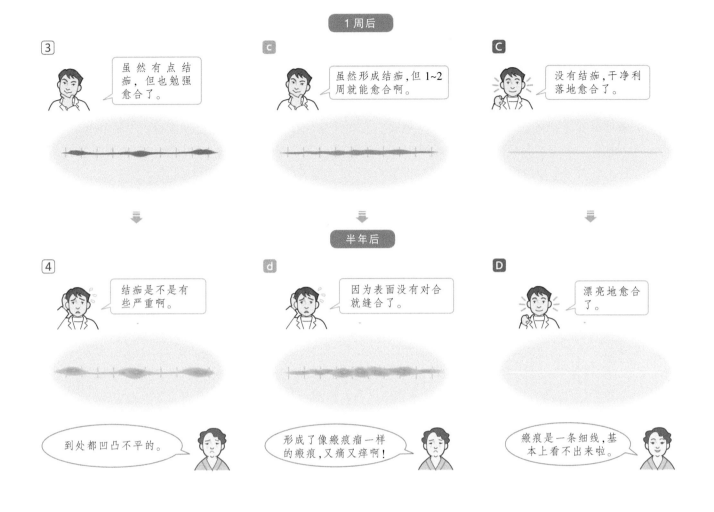

POINT

▶真皮缝合时无法对合的主要原因是凸出的剩余皮下脂肪或斜切开的真皮妨碍创缘的对合。

▶为了使真皮缝合准确对合,适当地修剪剩余脂肪或真皮很重要。

1 脂肪进入皮肤边缘的状态下就进行真皮缝合。

2 皮肤中间一部分脂肪流出。

3 脂肪流出的部分形成结痂,也有缝合线痕。

4 结痂的部分变成肥厚性瘢痕,留下缝合线痕。

a 真皮向深层倾斜凸出的状态下就进行真皮缝合(表面不对合)。

b 缝合线以外的部分真皮裂开。

c 整条创口都有结痂,也留下缝合线痕。

d 肥厚性瘢痕+缝合线痕。

A 修剪真皮和(或)脂肪后再进行真皮缝合。

B 平缓地进行表层缝合。

C 没有结痂和缝合线痕。

D 一条漂亮的线状瘢痕。

讲解

- 如果真皮缝合没有完美对合，就常常被认为是缝合的技术不好，其实并不是技术本身的问题，而是因为脂肪或真皮凸出，妨碍边缘准确地对合。

- 如果在还有剩余脂肪组织的情况下就进行真皮缝合，脂肪组织溢出到缝合部位的皮肤中间，使皮肤表面难以对合。如果在这种情况下直接进行表层缝合，由于溢出的脂肪使皮肤表面裂开的部分形成结痂，之后也容易形成肥厚性瘢痕 ☞ 小技巧 02、03(第 4 页、第 6 页)。

- 如果为了使真皮向深层凸出而斜切，即使真皮缝合使深层的皮肤贴合了，但表面会变成轻微裂开的状态。经常可以看到一些医生为了避免这种情况，在真皮缝合时将缝合线缝至浅层，这是导致之后真皮缝合线露出的原因 ☞ 小技巧 09(第 18 页)。而且，如果因为真皮缝合时造成的表面不对合而在表层缝合时强行对合，结扎过紧导致之后容易留下缝合线痕，表层没有对合的部分因为结痂导致二期愈合，则很容易形成肥厚性瘢痕。

- 为了避免上述情况，使真皮缝合准确对合，在真皮缝合之前需要修剪凸出的脂肪或真皮 ☞ 小技巧 12(第 26 页)。

- 整形外科的教科书中也有建议将真皮的断面斜向切开，形成越往深层越凹进去的状态。实际上，这种做法虽然边缘容易对合，但是斜向修剪也会有过度切除的风险，对于初学者来说难度较大，所以应当在最开始切的时候就稍微地斜向切割。但是，就算不是斜切而是垂直切，只要边缘没有张力，也能漂亮地对合。

整形外科医生如果造成结痂就是失败了

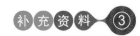 补充资料 ③

这是一位不到 20 岁的女性患者的案例。该患者在接受了小腹横切的开腹手术之后，形成肥厚性瘢痕，又痛又痒，还很不美观。诊察可见小腹部有一条 6cm 左右的肥厚性瘢痕。据了解，创口没有干净利落地愈合，拆线之后又经过 2 周左右时间才勉强愈合了。我认为可能也有这位患者体质的原因，但是也考虑有二期愈合导致肥厚性瘢痕的可能性，切除肥厚性瘢痕后进行了二层缝合。手术后没有异常，形成了漂亮的瘢痕，肥厚性瘢痕也消失了。

此案例说明二期愈合是可能导致肥厚性瘢痕的原因 ☞ 小技巧 02、03(第 4 页、第 6 页)，有些经验丰富的医生认为，整形外科医生如果造成结痂就是失败了。拆线时会有结痂，2~3 周之内结痂脱落愈合，属于出色的二期愈合。的确有因为医生的能力差异导致皮肤缝合结果不一样的情况，不只是体质或部位的原因，此案例说明通过不同的缝合方法是有可能避免肥厚性瘢痕的。

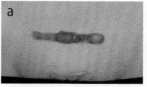 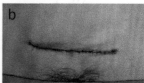 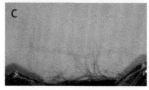

图 1 不到 20 岁的女性患者的小腹部瘢痕(引自文献 1)。(a)就诊时。小腹部有肥厚性瘢痕。(b)切除肥厚性瘢痕，刚刚结束皮肤缝合时。(c)手术后 2 年 7 个月。没有形成明显的肥厚性瘢痕。

参考文献

1) 岡崎 睦, 森 弘樹, 田中顕太郎. 研修医・外科系医師が知っておくべき形成外科の基本知識と手技. IX ケロイド・肥厚性瘢痕治療の理論と実際. 1. 発生要因. 形成外科 (増刊号) 2012；55：300-4.

真皮缝合使用大弧度曲形针,皮肤表层缝合使用小弧度曲形针, 持针器不要夹住针体的末端

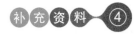
补充资料 4

众所周知,进行真皮缝合或皮肤表层缝合的带针缝合线(尼龙线或单丝可吸收线)附带的缝合针有大弧度(1/2 弧度)和小弧度(3/8 弧度)曲形针。大弧度曲形针仅针体长度就相当于圆形周长的一半,就像文字描述的一样大弧度的弯曲。另一方面,小弧度曲形针长度是圆形周长的 3/8,为平缓的弯曲。缝合针的长度基本相同的情况很多,活用这种弧度的差异来进行缝合也是一个能够熟练缝合的诀窍。一般情况下,像真皮缝合这种在狭窄的空间进行的操作,缝合针不得不进入内部时,使用大弧度曲形针操作比较容易。缝合皮肤表面时使用小弧度曲形针操作比较容易。但是,缝合皮肤表面时也有缝合针不得不一层缝合至深层的情况,此时或许使用大弧度曲形针操作会比较容易。因为每个人惯用手的移动方向也不一样,所以基本上按手术操作者的习惯选择使用即可。总之,必须知道两种弧度曲形针的存在,并有区分使用的意识。

一些书中讲述了皮肤缝合的时候使用大弧度曲形针垂直于皮肤进针的必要性,但并不适用于所有情况。特别是真皮缝合之后的表层缝合,如果使用大弧度曲形针进行全层缝合,反而使表面不易对合,常会轻微内翻,所以使用小弧度曲形针通过浅层的穿线来对合表面微小的高度差即可。

另外,使用持针器夹住缝合针的时候,夹住距缝合针末端(连着缝合线的部位)大约 1/5 的位置会比较容易缝合。如果夹住最末端缝合,就很难瞄准针尖和缝合方向,针体容易变弯,如果不加大向内或向外弯曲活动的幅度,针体就很难通过。当然,如果达到炉火纯青的水平,也许无论夹住哪里都可以顺畅地操作。

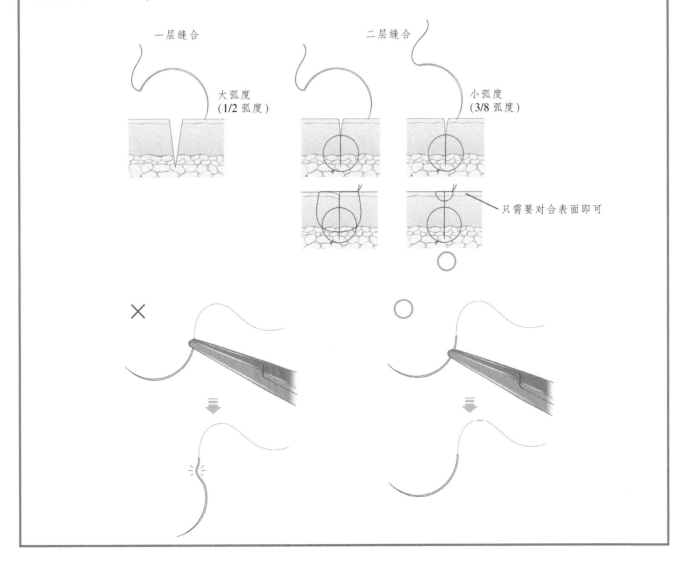

一层缝合　大弧度(1/2 弧度)

二层缝合　小弧度(3/8 弧度)

只需要对合表面即可

11 真皮缝合时要注意出线的方向:真皮缝合不能对合的原因

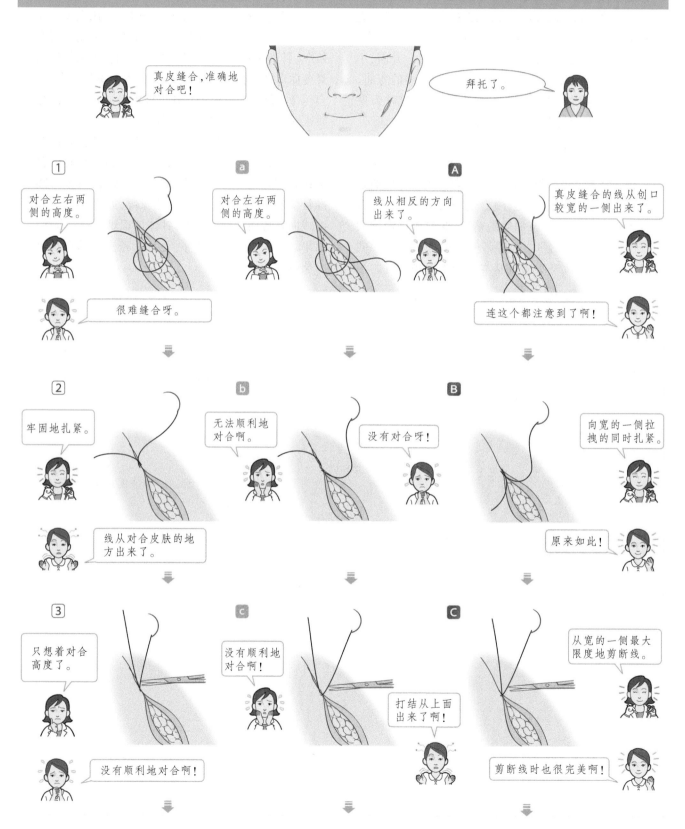

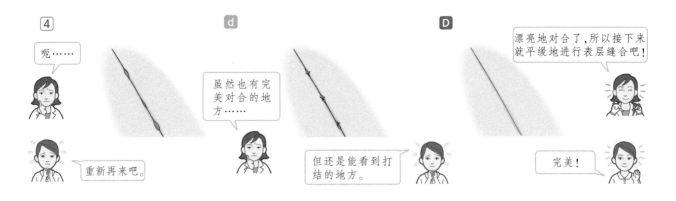

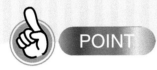

▶真皮缝合时要注意,缝合线的两个末端都要从宽的一侧(缝合朝向的一侧)出来。

▶如果两个末端都从窄的一侧出来,缝针和剪断线都难以操作。

▶每条线都从相反的方向出来是最糟糕的,打结会在已经对合了高度的线之上,导致很难对合,之后也容易形成缝合线脓肿。

1 线的两个末端从窄的一侧出来,很难缝针。	a 线的两个末端从反方向出来。	A 线的两个末端从宽的一侧出来。
2 在窄的一侧打结。	b 结扎也无法好好地对合。	B 向宽的一侧拉拽的同时正好对合。
3 很难剪断线。	c 打结从浅的部位露出。	C 剪断线也很容易。
4 有些部位没有对合。	d 有些部位没有对合且打结露出来了。	D 正好对合。

讲解

● 真皮缝合时需要注意缝针时缝合线的方向。也就是说,要注意窄的一侧(缝合过来的一侧)与宽的一侧(缝合朝向的一侧),线最终从哪一侧出来。经常可以看到一些医生只全神贯注地缝合,完全没有注意到缝合线的分布。

● 如果带线缝合针的两个末端都从窄的一侧出来,缝合的时候就会很难缝针,剪断线也需要从已经对合了的皮肤部位进行操作,操作时有一定难度,还会造成皮肤难以对合。

● 如果线的两端分别从窄的一侧和宽的一侧出来,结扎线的时候结扎部分就会到对合两侧贯穿的线之上,导致扭曲无法准确对合,打结在比较浅的部位就会露出来,容易造成手术之后缝合线的露出或缝合线脓肿。

● 缝合原则就是带线缝合针的两个末端都从宽的·侧出来。通过这样的操作,缝合时容易缝针,结扎时在向宽的一侧拉拽的同时进行结扎的操作也很容易,皮肤也容易对合。而且,剪断线的时候也可以一边观察一边剪断,保留合适的长度。

12 修剪真皮和脂肪时不要拉拽

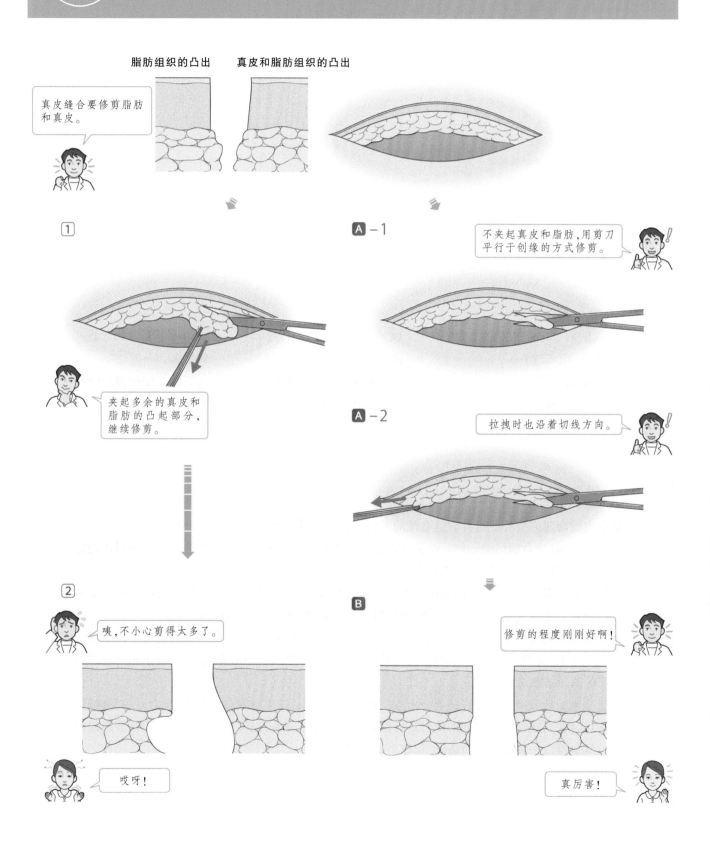

脂肪组织的凸出   真皮和脂肪组织的凸出

真皮缝合要修剪脂肪和真皮。

① 夹起多余的真皮和脂肪的凸起部分，继续修剪。

A-1 不夹起真皮和脂肪，用剪刀平行于创缘的方式修剪。

A-2 拉拽时也沿着切线方向。

② 咦，不小心剪得太多了。
哎呀！

B 修剪的程度刚刚好啊！
真厉害！

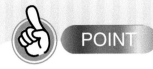 POINT

▶真皮缝合时,在修剪多余创缘脂肪和真皮的时候,拉拽切除的部分常常会剪得过多而凹陷进去。

▶不要夹起需要修剪的真皮和脂肪组织,要用剪刀平行于创缘进行修剪,即使逆向卡住也应沿切线方向拉拽。

① 一边拉拽脂肪一边修剪。
② 注意到的时候,创缘已经凹陷进去了。

Ⓐ–1 不要夹起脂肪,用剪刀平行于创缘的方式修剪。
Ⓐ–2 一边沿着切线方向拉一边修剪。
Ⓑ 不会出现剪得过多而凹陷进去的情况。

讲 解

● 为了使真皮缝合准确对合,需要修剪创缘部位多余的真皮和(或)脂肪 ☞ 小技巧 10(第 20 页)。这个时候如果一边拉拽脂肪一边修剪,容易导致剪得过多而凹陷进去。如果脂肪剪得太多,有形成无效腔的风险。

● 为了避免这种情况,不要完全夹起需要切除的脂肪,而是在原来的状态下,将剪刀平行于创缘修剪。即使逆向卡住,一边沿着平行于创缘(切线方向)拉拽一边切除,也可以避免剪得过多的情况。

● 如果真皮向深层凸出,会导致真皮缝合时表面无法完美对合,用修剪脂肪相同的操作方法来修剪真皮即可。但是,一旦切开,用剪刀以适当的角度修剪真皮是非常困难的。切开皮肤的时候,为了使真皮不向深层凸出,必须认真思考手术刀的朝向。

13 梭形切除后,除去两端的皮下脂肪:预防明显的"猫耳朵"形成

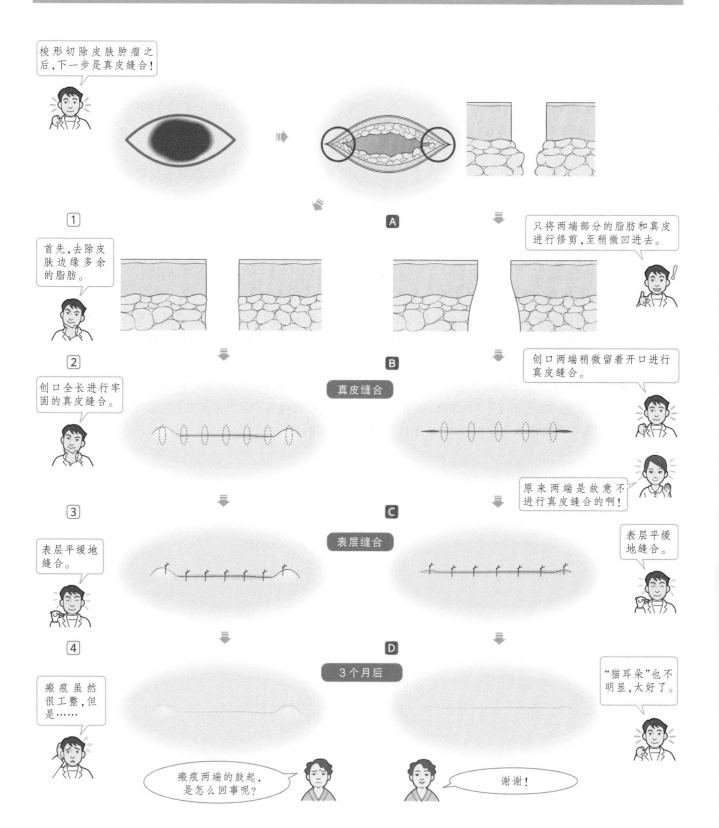

梭形切除皮肤肿瘤之后,下一步是真皮缝合!

只将两端部分的脂肪和真皮进行修剪,至稍微凹进去。

1 首先,去除皮肤边缘多余的脂肪。

A

2 创口全长进行牢固的真皮缝合。

B 真皮缝合

创口两端稍微留着开口进行真皮缝合。

原来两端是故意不进行真皮缝合的啊!

3 表层平缓地缝合。

C 表层缝合

表层平缓地缝合。

4 瘢痕虽然很工整,但是……

D 3个月后

"猫耳朵"也不明显,太好了。

瘢痕两端的鼓起,是怎么回事呢?

谢谢!

POINT

▶ 梭形皮肤切除后,较多地去除梭形两端的脂肪,真皮深层也稍微切除,这样就很难形成明显的"猫耳朵"现象。

▶ 如果两端部分也进行真皮缝合,容易导致"猫耳朵"现象更明显,所以真皮缝合避开两端的部分操作比较好。

1 两端附近也进行同样的修剪。   Ⓐ 将两端真皮和脂肪修剪至稍微凹进去的程度。

2 牢固地缝至两端。   Ⓑ 两端附近不进行真皮缝合。

3 平缓地表层缝合。   Ⓒ 平缓地表层缝合。

4 手术后"猫耳朵"现象很明显。   Ⓓ "猫耳朵"现象不明显。

讲解

● 梭形皮肤切除后,如果想要尽可能地缩短创口的长度,就会不可避地形成一定程度的"猫耳朵"　☞ 小技巧 14(第 30 页)　。再加上梭形的两端无论怎样处理也容易留下多余的脂肪,真皮缝合之后该部位的脂肪会被压缩,凸出皮肤表面,成为导致"猫耳朵"更明显的原因。

● 预防形成明显"猫耳朵"的诀窍是稍微修剪梭形的两端附近(超出切开部分,包括没切开的部分)的真皮深层,同时多去除一些脂肪至凹进去。并且,如果两端进行真皮缝合,"猫耳朵"就会变得很明显,所以两端附近应稍微留一些开口(即两端附近不进行真皮缝合)。

● 最初使用手术刀梭形切除的时候,两端附近的真皮常常有残留,所以需要注意在两端附近停下手术刀,有意识地切除真皮全层。

细的镊子对皮肤"友好"吗?

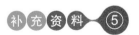

说到漂亮地缝合创口就会想到整形外科,而提到整形外科就会联想到巧妙地使用镊子缝合,使用头端很细的镊子夹住皮肤真的对皮肤"友好"吗?

思考一下,与被运动鞋踩到脚相比,被高跟鞋踩到脚的时候更疼。作者也有在公交车里被穿高跟鞋的人踩到脚,痛得快要晕过去的经历。之后发现脚背有大范围的皮下出血,说明组织损伤很严重。如果用细的镊子用力夹住皮肤组织,会对组织造成很大的损伤,不如用较宽的无钩镊子平缓地夹住皮肤组织进行缝合,这对组织比较柔和。因此,作者比较偏好使用 McIndoe 型无钩镊子。

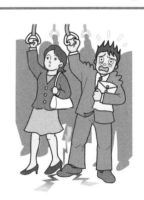

14 若瘢痕扩大，"猫耳朵"就会消失；若瘢痕不扩大，"猫耳朵"则会残留

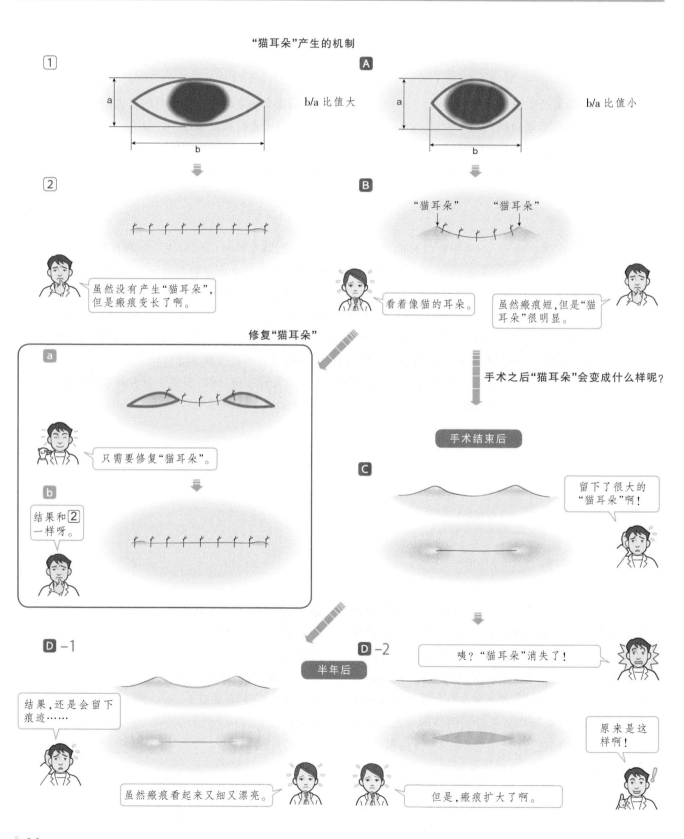

"猫耳朵"产生的机制

1 b/a 比值大

A b/a 比值小

2 虽然没有产生"猫耳朵"，但是瘢痕变长了啊。

B "猫耳朵"　"猫耳朵"

看着像猫的耳朵。

虽然瘢痕短，但是"猫耳朵"很明显。

修复"猫耳朵"

a 只需要修复"猫耳朵"。

b 结果和2一样呀。

手术之后"猫耳朵"会变成什么样呢？

手术结束后

C 留下了很大的"猫耳朵"啊！

半年后

D-1 结果，还是会留下痕迹……

虽然瘢痕看起来又细又漂亮。

D-2 咦？"猫耳朵"消失了！

原来是这样啊！

但是，瘢痕扩大了啊。

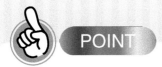

▶手术之后,若瘢痕扩大,"猫耳朵"就变得不明显。

▶如果预测瘢痕幅度会扩大,则不进行修复会比较好;如果预测瘢痕幅度不会扩大,则可以考虑修复。

① 如果采取 b/a 比值大的方法切除,创口两端的凸起很少。

② "猫耳朵"不明显。

Ⓐ 如果 b/a 比值小,创口两端的剩余皮肤会形成较大的凸起。

Ⓑ 结果就是出现"猫耳朵"痕迹。

ⓐ 切除"猫耳朵",进行缝合。

ⓑ "猫耳朵"消失变平,但是瘢痕变长了。

Ⓒ 拆线时有"猫耳朵"。

Ⓓ–1 如果瘢痕没有扩大,形成漂亮的瘢痕,"猫耳朵"照原样残留。

Ⓓ–2 如果瘢痕扩大,两端部位的凸起变小,"猫耳朵"变得不明显。

讲解 在实际操作中,如何处理"猫耳朵"比较好呢?

● 如果推断瘢痕的幅度扩大是不可避免的,就不要特意延长伤口来修复"猫耳朵"。因为如果不做特别的处理,随着时间的推移和瘢痕的展开,短创口引起的大"猫耳朵"也会消失,形成平坦的短瘢痕。也就是说,即使修复"猫耳朵",也只是增加了瘢痕的长度。图 1 是处于发育期的 12 岁女孩背部肿瘤切除后缝合了的皮肤状态。因为预测瘢痕会扩大,所以没有延长创口,使"猫耳朵"完全留下。图 2 是患者手术半年后的状态。瘢痕的幅度很宽,但是"猫耳朵"只有很少的残留,基本上看不出来。如果可以预测随着成长发育"猫耳朵"会完全消失,就不要修复"猫耳朵",使瘢痕残留得短一些是最好的办法。

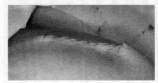
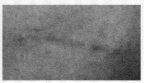

图 1　　　　图 2

● 推断"瘢痕的幅度可能不会扩大"的情况(面部适用于该情况),如果保留着大的"猫耳朵"就结束手术,"猫耳朵"的凸起会一直残留的可能性很大。因此,和患者沟通的同时,要选择优先缩短瘢痕的长度并留下小的"猫耳朵",还是延长瘢痕并修复"猫耳朵",使皮肤恢复平坦的状态。

● 此外,如果在皮肤边缘凸起的状态下进行真皮缝合 ☞ 小技巧 18(第 38 页),皮肤边缘的中间部分会过度对合,那么"猫耳朵"会变得更加明显。而在此种真皮缝合的状态下修复"猫耳朵",只是徒然延长了伤口,这点应当铭记于心。随着术后恢复,若凸起消失,与此同时"猫耳朵"也会随之消失,那么修复"猫耳朵"就变得没有意义。

● 另外,仅有一点儿"猫耳朵"但是在有毛发遮盖不明显的部位,修复"猫耳朵"反而延长不长毛发部分的痕迹,也是没有意义的 ☞ 小技巧 45(第 96 页)。

15 皮肤的连续缝合，只是医生在偷懒吗？

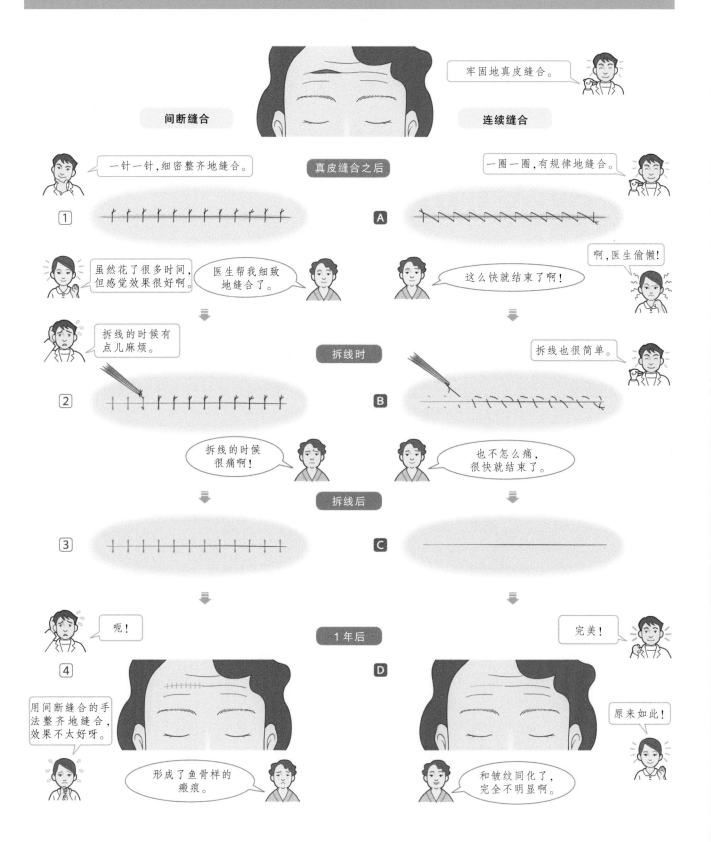

POINT

▶连续缝合并非医生偷懒,而是可以快速缝合,不容易产生缝合线痕的方法,拆线时也很简单,是集合各种优点的缝合方法。

▶该操作需要在真皮缝合的皮肤表面已经对合时或在特定的部位下进行,操作时需要注意适用的条件(参照讲解部分)。

① 间断缝合花费时间较长。　　Ａ 连续缝合比间断缝合的速度快。
② 拆线时也花费较长时间,患者也很痛苦。　　Ｂ 拆线的速度也很快,患者痛苦较少。
③ 容易产生缝合线痕。　　Ｃ 不易容易产生缝合线痕。
④ 留下缝合线痕,效果不佳。　　Ｄ 不易留下缝合线痕。

讲解

●连续缝合时一针一针地进行,每一次的缝合可以形成缓冲,所以不易产生缝合线痕。

●但是,进行真皮缝合时,皮肤表面必须在一定程度上对合。而且,只要有一处断裂,整个创口就会裂开,所以选择特定的缝合部位很重要(避开负重部位或容易裂开的部位) ☞ 小技巧 05 (第 10 页)。

●缝合之后的 1~2 天,可以预想到组织会肿胀并使缝合线陷入组织中 补充资料 8(第 52 页),所以连续缝合的重点是要平缓地缝合。需要注意,由于太过于平缓地缝合反而会使缝合变得没有意义。

●拆线的时候要从两端开始,露出的部分每一圈都剪断,之后只要用无钩镊子拉出即可。即使是间断缝合的拆线,一旦拉拽线患者就会感觉疼痛,所以操作时尽量不拉拽线 ☞ 小技巧 23 (第 48 页)。

●如果没有缝合线痕只是切开创口,额头或颈部等部位的瘢痕会和皱纹同化,变得不明显。

初诊患者所说的"没有生过病"

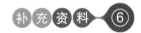

补充资料 ⑥

假设诊察一位急诊患者,该患者 3 根脚趾出现黑色坏疽,周围的组织也发红并伴臭味。作为医生首先会怀疑是糖尿病足坏疽。此时,即使询问这位患者:"迄今为止生过什么病吗?有糖尿病吗?"可能会得到患者"没有糖尿病,迄今为止也没生过什么病"的意外回答。这种情况,在思考"那是什么原因造成的"之前,要首先怀疑患者说的话。

如果患者既没有接受过体检,又没有去过医院,那就不会被诊断出糖尿病或其他慢性病。即使是许多年前被诊断出疾病,如果患者本人不在意,可能已经忘记了被告知生病的情况。特别是糖尿病足坏疽患者,即便还没有黑色坏疽,但是有很多有骨髓炎却放任不管的患者。这是由于其有末梢神经功能障碍,对疼痛不敏感,也有患者因为自身性格的原因放任病情发展。

甚至也有知道病情(甚至正在服药),却故意隐瞒的患者。坦白自己接受过整形外科手术的患者更少。请记住,有特殊症状时,不能随意相信初诊患者所说的"没有生过病""没有接受过治疗"的话。

16 使用无钩镊子进行皮肤连续缝合,穿出的针用镊子夹住更利于缝合

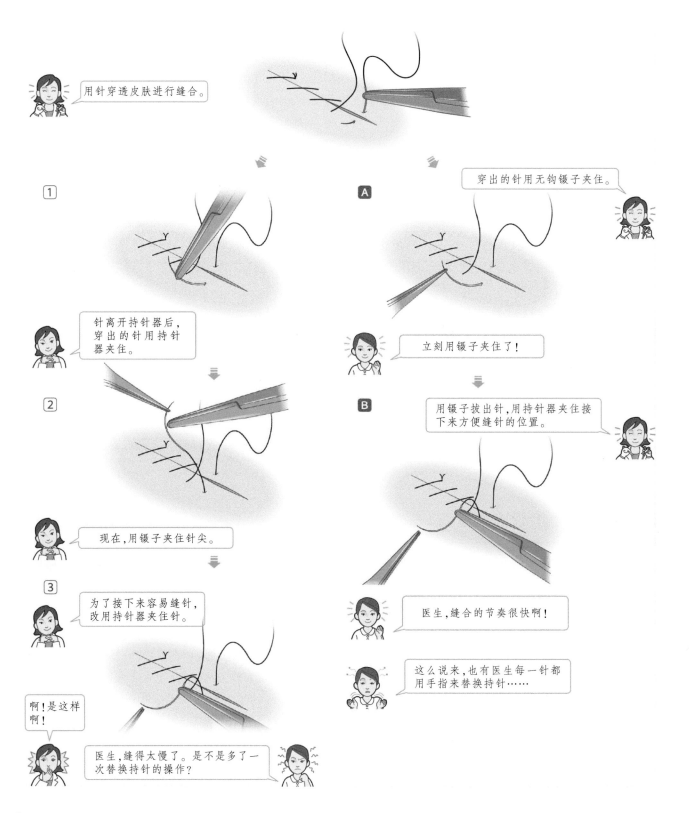

用针穿透皮肤进行缝合。

①

Ⓐ 穿出的针用无钩镊子夹住。

针离开持针器后,穿出的针用持针器夹住。

②

立刻用镊子夹住了!

Ⓑ 用镊子拔出针,用持针器夹住接下来方便缝针的位置。

现在,用镊子夹住针尖。

③ 为了接下来容易缝针,改用持针器夹住针。

啊!是这样啊!

医生,缝合的节奏很快啊!

这么说来,也有医生每一针都用手指来替换持针……

医生,缝得太慢了。是不是多了一次替换持针的操作?

POINT

▶连续缝合时,穿出的针用镊子夹住,接着改用持针器替换夹住,这样操作可以减少一次替换持针的操作,可以有节奏地快速缝合。

▶为了用镊子操作针时更方便,推荐使用较粗的无钩镊子(如 McIndoe 型无钩镊子)。

▶用手指操作替换针时被针扎的风险很大,应当避免使用。

① 用持针器夹住穿出皮肤的针。

② 用镊子替换持针。

③ 再改用持针器替换持针(每缝 1 圈替换 3 次持针)。

Ⓐ 用无钩镊子夹住穿出皮肤的针。

Ⓑ 改用持针器夹住已拉出的针(建议每缝 1 圈替换 2 次持针)。

讲 解

● 目前,仍有很多医生在进行连续缝合时按以下步骤操作,出针→改用持针器替换持针→改用镊子替换持针→再改用持针器替换持针,像这样每缝 1 圈需要替换 3 次持针。如果穿出的针用镊子夹住,可以用持针器替换夹住接下来方便进针的位置,那么每缝 1 圈只需要替换 2 次持针。

● 更糟糕的是,有些医生每缝 1 圈就用手指替换持针,这样做不仅有被针扎到的危险,而且会浪费大量时间,无法顺利进行缝合。不用手指且每缝 1 圈替换 2 次持针进行缝合,就可以非常有节奏地快速缝合。

● 连续缝合时为了用镊子夹住针,可选用较易夹住的较粗的无钩镊子(如 McIndoe 型无钩镊子)操作。

● 此外,连续缝合时不要像缝榻榻米草席一样用力地勒紧缝合,而是要平缓地缝合,这是不产生缝合线痕、形成漂亮瘢痕的诀窍 ☞ 小技巧 15(第 32 页) 。

17 与不缝合而只用胶带固定相比，1~2 天拆线后再用胶带固定效果更好

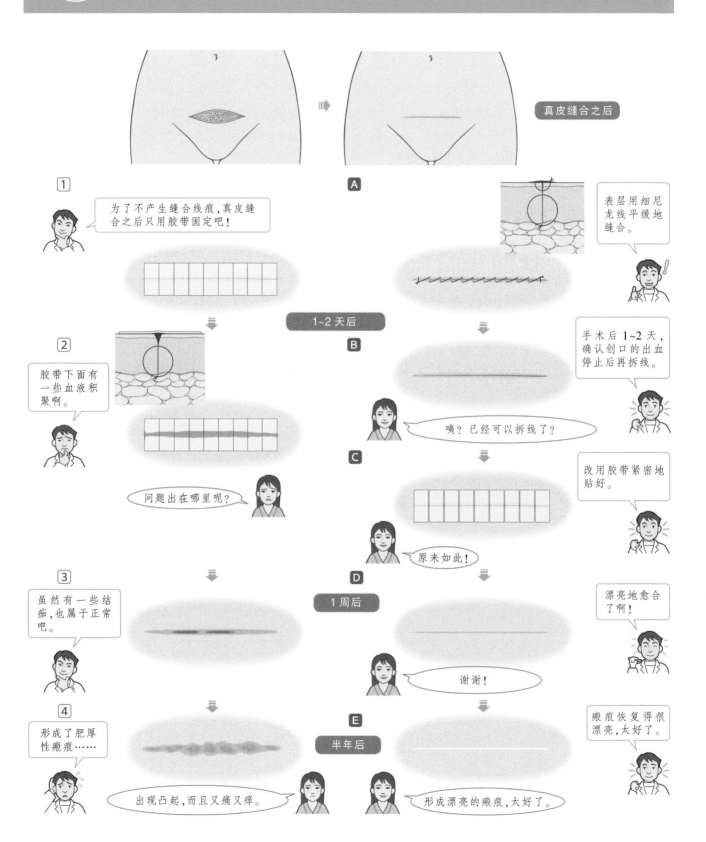

真皮缝合之后

① 为了不产生缝合线痕，真皮缝合之后只用胶带固定吧！

Ⓐ 表层用细尼龙线平缓地缝合。

1~2 天后

② 胶带下面有一些血液积聚啊。

Ⓑ 手术后 1~2 天，确认创口的出血停止后再拆线。

咦？已经可以拆线了？

问题出在哪里呢？

Ⓒ 改用胶带紧密地贴好。

原来如此！

③ 虽然有一些结痂，也属于正常吧。

1 周后

Ⓓ 漂亮地愈合了啊！

谢谢！

④ 形成了肥厚性瘢痕……

半年后

Ⓔ 瘢痕恢复得很漂亮，太好了。

出现凸起，而且又痛又痒。

形成漂亮的瘢痕，太好了。

POINT

▶当以形成漂亮的手术瘢痕为目标的时候,在真皮缝合之后,与只用胶带固定相比,在进行表层缝合的 1~2 天后,拆线时再用胶带固定的效果更好。

▶不进行表层缝合而只用胶带固定时,因为手术之后胶带下面可能会存在少量真皮出血,创缘张开,形成结痂,容易造成二期愈合。

①不进行表层缝合,只用胶带固定。
②手术后,胶带下面积聚少量出血,使创缘张开。
③创口轻微张开的部分形成结痂。
④结痂的部分容易形成肥厚性瘢痕。

Ⓐ平缓地连续缝合。
Ⓑ术后 1~2 天拆线,用胶带固定。
Ⓒ出血停止,所以胶带下面没有血液积存。
Ⓓ一期愈合,不易形成结痂。
Ⓔ不易造成肥厚性瘢痕。

讲解

●经常会有医生为了避免产生缝合线痕或单纯不想浪费时间而在真皮缝合之后不使用尼龙线缝合,而是只用胶带固定。看上去似乎很合理,但是术后早期少量的创缘出血在胶带下面积聚,有时会作用于真皮缝合部位中创缘略微张开的方向。

●如果出现这种情况,1 周之后取下胶带,创缘会略微张大,一部分会形成结痂。这样就无法顺利地一期愈合,而导致二期愈合,根据创口位置的不同,有时容易形成肥厚性瘢痕 ☞ 小技巧 02（第 4 页）。面部等不容易形成肥厚性瘢痕的部位也会留下略宽的瘢痕。当然,这种做法确实会比表层缝合时用大边距勒紧或者采用褥式缝合的方法更好 ☞ 小技巧 07、19(第 14 页、第 40 页)。

●真皮缝合之后,先用尼龙线平缓地缝合,使用可以吸收出血的伤口敷料,出血停止的 1~2 天后拆线,这时再改用胶带,胶带下面也不会有血液积聚,而且不会再留下缝合线痕。虽然操作略微复杂,但对于希望形成漂亮瘢痕的患者来说是一种有效的方法。

18 针对凸起的真皮缝合，牢固的表层缝合会导致宽幅缝合线痕

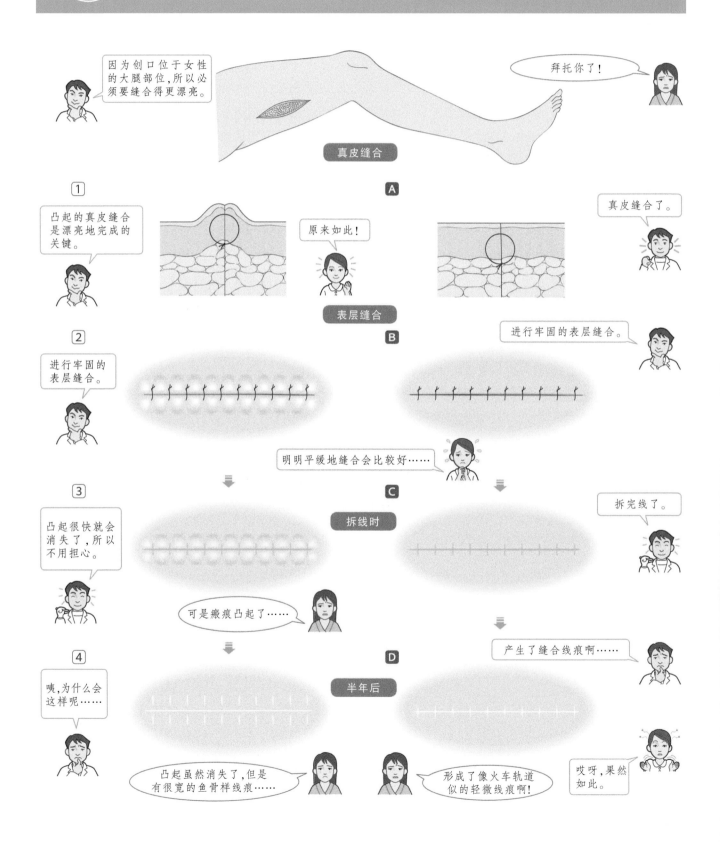

POINT

▶确实存在对凸起的真皮进行缝合瘢痕就会变细的说法,但是其绝对条件是表层要以小边距平缓地缝合。

▶创缘凸起时皮肤没有张力,呈收缩的状态,如果用力勒紧缝合,会留下比正常情况更长的缝合线痕。

① 创缘凸起的真皮缝合。　　　　Ⓐ 创缘不凸起的真皮缝合。
② 牢固地间断缝合。　　　　　　Ⓑ 以与 ② 相同的边距和缝合方法进行间断缝合。
③ 拆线时瘢痕仍然凸起。　　　　Ⓒ 拆线时没有瘢痕凸起。
④ 留下较宽的缝合线痕。　　　　Ⓓ 比 ④ 的缝合线痕短。

讲解

●在年轻患者的大腿等皮肤张力较大的部位进行创口缝合时,由于作用在创缘的皮肤张力,经常会形成肥厚性瘢痕或宽幅瘢痕 ☞ 小技巧 03(第 6 页)。有些医生为了更好地预防肥厚性瘢痕或宽幅瘢痕,消除创缘的张力,而进行凸起真皮(根据具体情况,也可以是脂肪层)缝合。采用这种方法时,先暂且不论是否有效,考虑到这些部位皮肤表层要比普通部位要求更高,需要用更小边距平缓地缝合,才不易留下缝合线痕。

●因为凸起的真皮缝合,创缘变成没有张力的收缩状态,所以就算用与平常一样的边距缝合,若手术之后长期消除创缘张力也会变成与边距一样宽的长度,产生的缝合线痕可能变得很长。为了防止发生这种情况,以小边距进行平缓地连续缝合比较好 ☞ 小技巧 15(第 32 页)。

●图 1 至图 3 是临床案例。切除多发性皮肤肿瘤后(图 1),进行凸起的真皮缝合,进行边距并不大、普通的间断缝合(图 2)。即使没有在手术之后形成宽幅的瘢痕,但还是形成了较长的缝合线痕(图 3)。这种缝合线痕的特征是缝合线痕离开了主瘢痕,说明缝合线陷进去的部位就在缝合时针孔的附近。

●此外,这种类型的缝合必须要选择特定的部位。对于凸起,患者也可能认为是"医源性的失误",故需要充分地说明手术后恢复过程和凸起的情况之后再进行操作。适用于面部等部位的情况,手术之后凸起也有可能残留,应当告知患者可能发生的情况和不可避免的手术风险性,再进行操作。

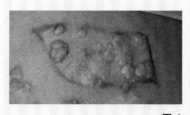
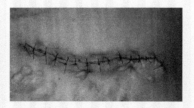

图 1　　　　　　　　　　　　　　图 2　　　　　　　　　　　　　　图 3

19 一般情况下，不要采用褥式缝合：必要时，内侧也要以小针距进行操作，不要勒得过紧

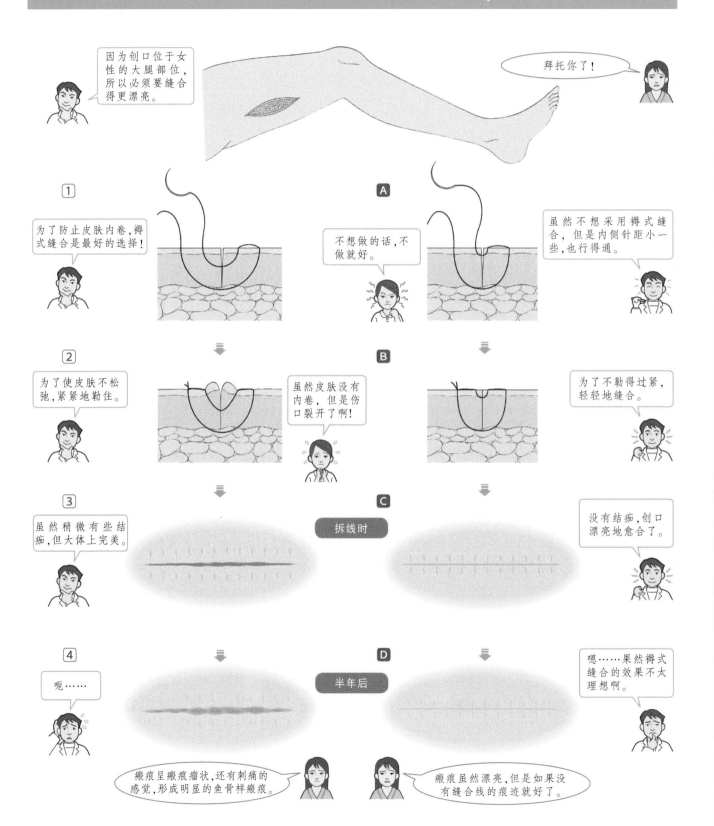

因为创口位于女性的大腿部位，所以必须要缝合得更漂亮。

拜托你了！

① 为了防止皮肤内卷，褥式缝合是最好的选择！

Ⓐ 不想做的话，不做就好。

虽然不想采用褥式缝合，但是内侧针距小一些，也行得通。

② 为了使皮肤不松弛，紧紧地勒住。

Ⓑ 虽然皮肤没有内卷，但是伤口裂开了啊！

为了不勒得过紧，轻轻地缝合。

③ 虽然稍微有些结痂，但大体上完美。

Ⓒ 拆线时

没有结痂，创口漂亮地愈合了。

④ 呃……

Ⓓ 半年后

嗯……果然褥式缝合的效果不太理想啊。

瘢痕呈瘢痕瘤状，还有刺痛的感觉，形成明显的鱼骨样瘢痕。

瘢痕虽然漂亮，但是如果没有缝合线的痕迹就好了。

POINT

▶一般不建议采用褥式缝合。特别是创口内侧部分以较宽边距、勒得过紧的方式进行缝合,这样会造成创缘外翻,影响一期愈合。

▶若必须进行褥式缝合的时候,需要注意内侧部分要以小边距、不要勒得过紧的方式进行操作。

1 采用的褥式缝合的情况。

2 如果勒得过紧,创缘会明显外翻。

3 外翻的创缘会形成结痂。

4 造成宽幅的缝合线痕和肥厚性瘢痕。

A 内侧要以小边距进行褥式缝合。

B 不要勒得过紧,这样皮肤创缘更容易对合。

C 创口愈合,没有形成结痂。

D 没有造成肥厚性瘢痕,但留下缝合线痕。

讲解

● 褥式缝合是预防创缘内卷的一种常见缝合方法(这里所说的"褥式缝合"是指"垂直褥式缝合"。通常所说的"水平褥式缝合"也是因为在离开创缘的其他部分容易形成缝合线痕,所以不建议采用)。但是,这样不仅创缘容易外翻造成二期愈合,而且容易残留缝合线痕,所以除了手掌或脚掌之外的部位基本不建议采用 ☞ 小技巧 20(第 42 页)。特别是,如果内侧部分较宽大,勒得过紧外翻就会更明显。如果创缘外翻表面不对合,不仅容易造成感染,而且会形成结痂,无法干净利落地愈合,从而形成二期愈合,这可能是导致肥厚性瘢痕的原因 ☞ 小技巧 03(第 6 页)。而且,褥式缝合的特点就是缝合的边距很大,手术之后容易残留宽幅的缝合线痕。如果可以正确地进行真皮缝合,皮肤就不会内卷,所以没有理由为了让皮肤外翻而进行褥式缝合。

● 手背或脚背等部位采用普通的间断缝合时确实容易内卷。考虑到在被污染的创口进行真皮缝合时有形成缝合线脓肿的风险等或者由于不得已的原因必须进行褥式缝合的情况,注意缝合的边距(特别是内侧部分)要小一些,不要勒得过紧,这样做创缘不会裂开,比较容易对合。在这种情况下,由于伤口会有一定程度的肿胀,缝合线可能会陷入皮肤内 补充资料 8(第 52 页),即使针距很小也会产生缝合线痕。只是,如果边距非常小且谨慎地进行间断缝合,一般不会有皮肤内卷的问题,所以褥式缝合的适用范围是非常有限的 ☞ 小技巧 20(第 42 页)。

20 针对手掌或脚掌的创口，不要采用真皮缝合

切除皮下肿瘤操作得很顺利，但是还要缝合使创口不裂开。

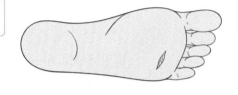

切除脚掌肿瘤之后

一旦开始走路，伤口可能就会裂开，好像很难缝合……

1

负重部位创口容易裂开，所以牢固地进行真皮缝合。

A

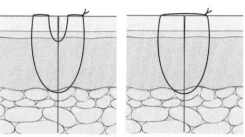

脚掌不要采用真皮缝合。

2

为了不让伤口裂开，表层也牢固地缝合吧。

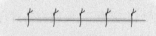

B

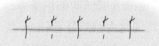

为了不内卷，每处都采用褥式缝合。

3

噫，变得像老茧一样了。

4 个月后

太好啦！

可吸收线很长时间也无法吸收。

脚一着地，伤口就很痛啊。

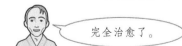
完全治愈了。

因为是脚掌，留下瘢痕也没有关系。

POINT

▶ 手掌和脚掌的角质层很厚,就算产生缝合线痕也不明显(尤其是脚掌这种不外露的部位),所以为了美观进行真皮缝合的意义不大。

▶ 到真皮缝合线完全吸收为止,患者经常会主诉有类似残留异物的压痛感,所以不采用真皮缝合是较为妥当的。

＊脚掌的割伤。

① 进行真皮缝合。

② 进行二层缝合。

③ 瘢痕变得像老茧一样。

Ａ Ｂ 进行没有真皮缝合的间断一层缝合,每处都采用褥式缝合。

Ｃ 既没有形成老茧一样的瘢痕,缝合线痕也不明显。

讲解

● 若对脚掌的负重部位、指尖或手掌拿取物品碰触的部位进行真皮缝合,打结的线会与残留异物产生相同的作用,负重时会产生压痛,或是形成老茧一样的凸起,也会产生疼痛,所以不进行真皮缝合是较为妥当的。单丝可吸收缝合线会残留在组织中超过 1 年,所以会有压痛持续 1 年以上的情况。

● 手掌和脚掌角质层很厚,可以隐藏缝合线痕,所以手术之后缝合线痕并不明显,为了美观而进行真皮缝合的意义不大。尤其脚掌是完全不会被别人看到的部位,基本没有考虑美观性的必要。

● 针对脚掌负重的部位,为了不使创口裂开而进行真皮缝合,但是真皮非常薄,很难分清从哪里开始是表皮和角质层 ☞ **小技巧 63(第 136 页)** 。如果不是经验丰富的医生,就有可能把真皮缝合线缝到表皮或角质层,这也是不建议采用真皮缝合的理由之一。

● 担心脚掌的负重部位创口裂开而进行真皮缝合时,会出现将一部分脂肪层与真皮深部缝合的情况。相反,如果是脚掌的非负重部位或在实际生活中手掌不碰触物品的部位,也应该避免在脂肪层与真皮深部进行真皮缝合。

● 不进行真皮缝合时,可尝试在脚掌使用 4-0、手掌使用 5-0 的尼龙线进行间断一层缝合。若是容易产生内卷的情况,每处都采用褥式缝合。不适合进行真皮缝合且不在意缝合线痕时是为数不多适合褥式缝合的状况 ☞ **小技巧 19(第 40 页)** 。

● 手术之后最好告知患者尽可能不要用脚掌负重。一旦创口裂开,就需要花费数月时间才能愈合,所以当创口长度超过 2cm 时,也可以建议患者使用拐杖,并告知患者不要负重。

● 另外,上下眼睑部位的真皮很薄,所以难以进行真皮缝合。即使没有进行真皮缝合,瘢痕也会漂亮地愈合。由于真皮缝合会导致粘连,出现不自然的双眼皮线等原因,上下眼睑部位一般不采用真皮缝合。上下眼睑距离睑缘不超过 1.5cm 的范围内,原则上都是表层要一层缝合。如果距离睑缘超过 1.5cm 就可以不被上述原因限制,也可以进行真皮缝合。是否进行真皮缝合并不是完全根据距离睑缘的长度决定的,而是观察患者皮肤状况再做决定,在眉毛的尾侧缘附近大多进行真皮缝合。

21 创缘皮肤两端的长度不一致时,将两端对合后再调整边缘

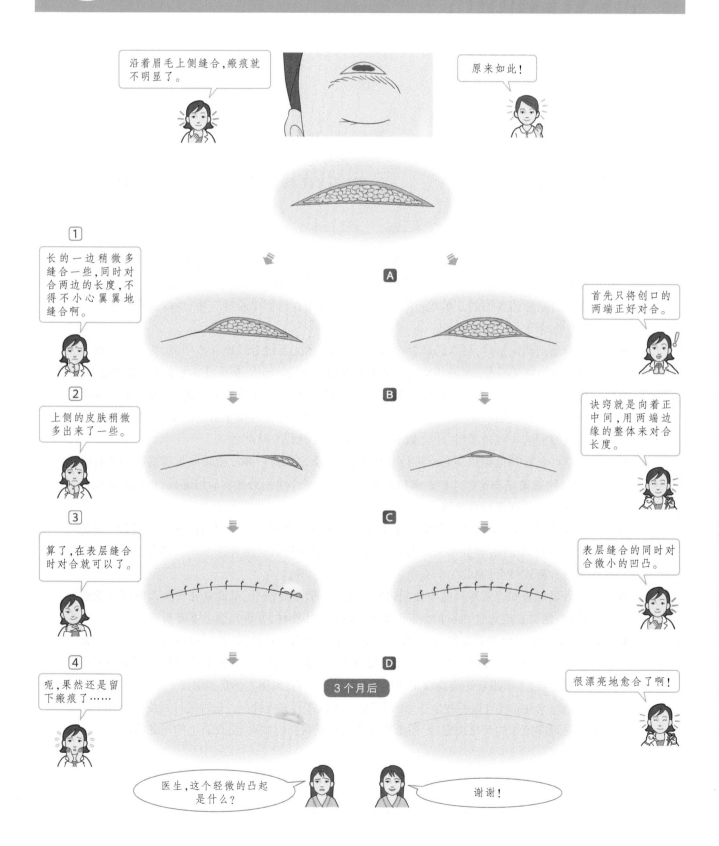

沿着眉毛上侧缝合,瘢痕就不明显了。

原来如此!

1 长的一边稍微多缝合一些,同时对合两边的长度,不得不小心翼翼地缝合啊。

A 首先只将创口的两端正好对合。

2 上侧的皮肤稍微多出来了一些。

B 诀窍就是向着正中间,用两端边缘的整体来对合长度。

3 算了,在表层缝合时对合就可以了。

C 表层缝合的同时对合微小的凹凸。

4 呃,果然还是留下瘢痕了……

D 3个月后

很漂亮地愈合了啊!

医生,这个轻微的凸起是什么?

谢谢!

POINT

▶对于新月形创口两边长度不相同的情况,首先要紧紧地对合创口的两端缝合,再向中间进行缝合。

▶若创口两端附近的皮肤长度略微不一致,就会残留凸起,但是通过两端边缘的中间部分来整体地调整创口长度,瘢痕就会不那么明显。

＊新月形的皮肤缺损,创缘的两边长度不一致。

1 通常会从一端开始依次缝合。　　　　Ａ 首先紧紧地对合两端。

2 初学者容易造成边长不一致的情况。　Ｂ 在中间位置调整长度差。

3 表层缝合时强行使皮肤对合。　　　　Ｃ 表层缝合时消除微小的长度差。

4 还是容易留下微小的凸起(特别是面部)。Ｄ 不容易留下凸起。

讲解

● 缝合新月形等创口两边长度不相同的情况时, 只能在对合两边长度的同时小心翼翼地缝合。例如,沿眉毛上缘留下瘢痕的情况,一般不会沿眉毛上缘的曲线之外的方向切开并修复"猫耳朵"。

● 如果像通常一样从一端开始依次进行真皮缝合,那么初学者容易在最后缝合的另一端出现长度不一致的情况。就算表层缝合时勉强使皮肤对合,最后还是会残留凸起。两边存在长度差时,容易在创口的两端位置留下凸起。

● 解决的方法就是先在创口两端的位置以相同的长度正好对合,确定剩余皮肤不会造成凸起之后,再向着中间,用两边的整体来对合长度差,同时进行缝合。在两端以外的部位对合长度,技术上也容易操作,不容易留下凸起。要记住,明显的瘢痕并不是在所有部位都一样的。

22 脂肪层只需要让助手辅助轻轻对合:若勒紧就会使脂肪坏死,导致创口裂开

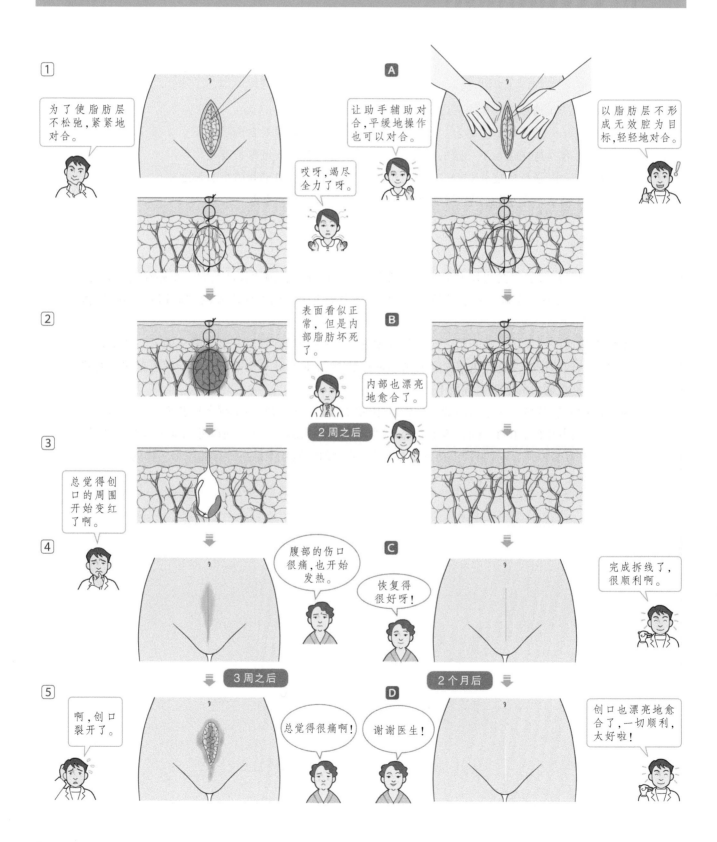

POINT

▶ 脂肪层以不形成无效腔为目标,只需要轻轻地对合即可。为此,助手需要从两侧按压辅助,使脂肪层被动对合。

▶ 若勒紧脂肪层,就会由于脂肪层缺血而出现坏死或脂肪液化,造成缝合线脓肿或创口裂开。

1 缝合脂肪层时用力勒紧。
2 脂肪层缺血。
3 脂肪坏死或液化造成无效腔。
4 发生感染,创口表面红肿。
5 感染或缝合线脓肿导致创口裂开。

A 需要助手辅助轻轻地对合脂肪层。
B 维持脂肪的血流,包括脂肪层在内创口部分整体处于正常状态。
C 创口顺利愈合。
D 形成漂亮的瘢痕。

讲解

● 只有保持血液正常流动才能实现组织的愈合。并不是"物理性地被动对合后组织就愈合而不会裂开"。
● 在为了消除无效腔而对合脂肪层的情况下,用力勒紧就会导致脂肪层缺血坏死而液化,反而可能形成无效腔。对合脂肪层的时候,始终保持"为了将血流正常的脂肪层填满无效腔,脂肪层需要轻轻地对合"的意识进行操作。
● 当只有一位医生对合脂肪层时,就会尽力对合,勒紧结扎,所以无法平缓地对合。需要一位助手从两侧辅助按压,使脂肪层被动对合的同时结扎,效果也比较好。
● 在腹部正中切开的情况下,若希望将腹膜或腹直肌鞘前层和脂肪层集中对合,就会用力结扎至脂肪层,所以容易导致脂肪坏死。而且,产生缝合线脓肿时,需要拆掉腹膜或腹直肌鞘前层的缝合线,所以可能成为之后导致疝气的原因。腹膜或腹直肌鞘前层和脂肪层分别对合的目的不相同,适合的结扎力度也不相同,所以建议分别对合。

手术封闭创口时,最基本要完成的操作有哪些?　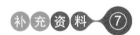

　　虽然外科的新手医生都希望能漂亮地缝合封闭创口,但在很多情况不允许浪费过多的时间。下面将讲述在这种情况下,最基本要完成的操作。

　　(1)脂肪层间隔 3cm 的程度也在合理范围,所以要以不产生无效腔(或不引起脂肪液化)为目的,平缓地对合。与腹部的腹膜或腹直肌鞘前层的缝合方式不同,可以缝数针,所以要平缓地对合。

　　(2)在实际状况中,如果细致地进行真皮缝合操作失败,也可以间隔 1.5cm,使用 4-0 单丝可吸收线对合真皮。

　　(3)表层要以 3~5mm 的边距连续缝合。这时候无须考虑边距太宽还是太窄,是否会留下缝合线痕等。使用 5-0 或 4-0 缝合线都可以,只须考虑将尼

龙线正好对合表面即可。对于操作技术熟练的医生,长度 15cm 的创口用 4-0 尼龙线连续缝合,只需要 3 分钟就足够 ☞ **小技巧 16(第 34 页)**。有些医生会担心,连续缝合只要有一处裂开就有整个创口全部裂开的风险,但是因为已行真皮缝合,所以创口不会裂开至脂肪层。如果还是担心,就在最后的 3~4cm 处加上一些间断缝合。

　　这样进行封闭创口操作不易形成肥厚性瘢痕,虽然会留下 5mm 宽的缝合线痕,但是如果手术本身的过程顺利,结果基本上会令患者满意。即使有希望通过整形外科手术来修复瘢痕的情况,进行简单的修复手术即可 ☞ **小技巧 07(第 14 页)**。

23 拆线时,不要用镊子拉拽缝合线:用拆线剪刀插入并剪断线,再用剪刀将线抽出

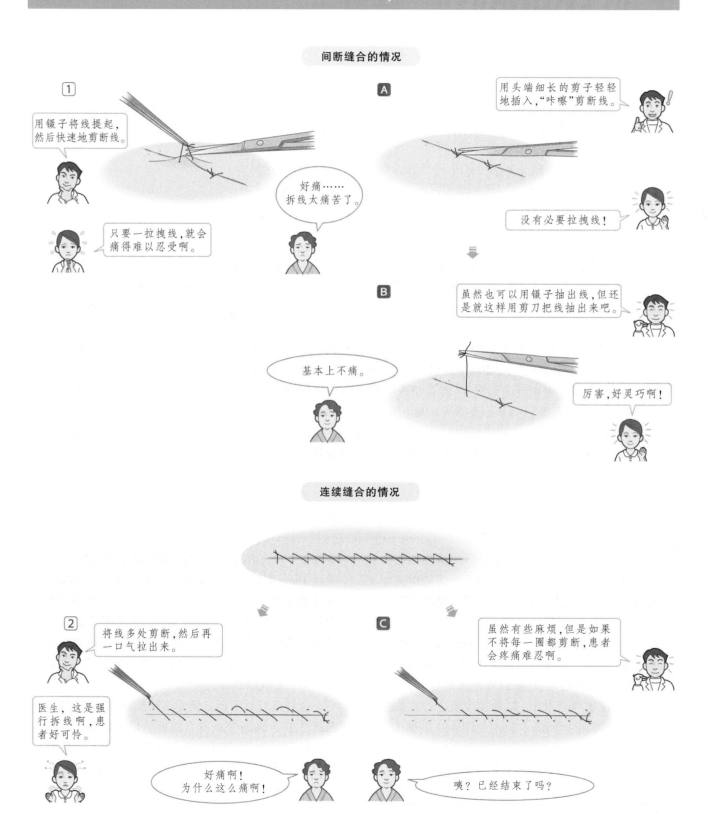

间断缝合的情况

① 用镊子将线提起,然后快速地剪断线。

只要一拉拽线,就会痛得难以忍受啊。

好痛……拆线太痛苦了。

Ⓐ 用头端细长的剪子轻轻地插入,"咔嚓"剪断线。

没有必要拉拽线!

Ⓑ 虽然也可以用镊子抽出线,但还是就这样用剪刀把线抽出来吧。

基本上不痛。

厉害,好灵巧啊!

连续缝合的情况

② 将线多处剪断,然后再一口气拉出来。

医生,这是强行拆线啊,患者好可怜。

好痛啊!为什么这么痛啊!

Ⓒ 虽然有些麻烦,但是如果不将每一圈都剪断,患者会疼痛难忍啊。

咦?已经结束了吗?

48

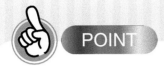 POINT

▶对于间断缝合,在拆线时,不要用镊子夹住线提起,而是用头端细长的剪刀插到线和皮肤之间剪断线,这样操作时患者不会感到疼痛。

▶将剪断的线就这样用剪刀轻轻地夹起并抽出,可以更节省时间。

▶连续缝合时不要将很多圈的线一口气抽出,而是要每一圈线都剪断再抽出。

① 一边用镊子将线提起一边剪断。
② 很多圈的缝合却只剪断一次,一口气将线抽出。

Ⓐ 用头端细长的剪刀插到线下方剪断。
Ⓑ 保持这个状态,用剪刀将线轻轻地夹起并抽出。
Ⓒ 每一圈线都剪断再抽出。

讲解

● 对于间断缝合,在拆线时,如果用镊子夹住线拉拽,患者会感到非常疼痛,所以应避免这种操作。

● 即便不用镊子夹住线提起,也可以用头端细长的剪刀插到线的下方剪断线。将剪断的线用镊子抽出也是可以的,但保持这个状态用剪刀轻轻地夹起并抽出会更快。在这种情况下,缝合的时候线不要勒得过紧,这一点十分重要 ☞ 小技巧03(第6页) 补充资料8(第52页)。有时也会出现缝合线略微陷入皮肤的情况,上述拆线方法也是适用的。另外,如果是缝合线陷入皮肤的深度到达拆线时无法使用上述拆线方法的情况,那么就应该避免使用这种缝合方法。

● 连续缝合时,很多圈的缝合线却只剪断一次,集中拆线速度很快,但是患者的痛感会很明显。要每一圈都把线剪断,单独将线抽出,对患者来说是较为柔和的拆线方式。这种情况也可以用剪刀将线夹起并抽出。

● 皮肤是人体中痛觉最为敏感的部位之一,所以微小的操作都可能带来强烈的痛感。在侵入性处理操作时,尽量采用减少患者疼痛的方法,这一点非常重要。

24 拆线时的原则是让患者采取仰卧位:适当调整手术床的高度

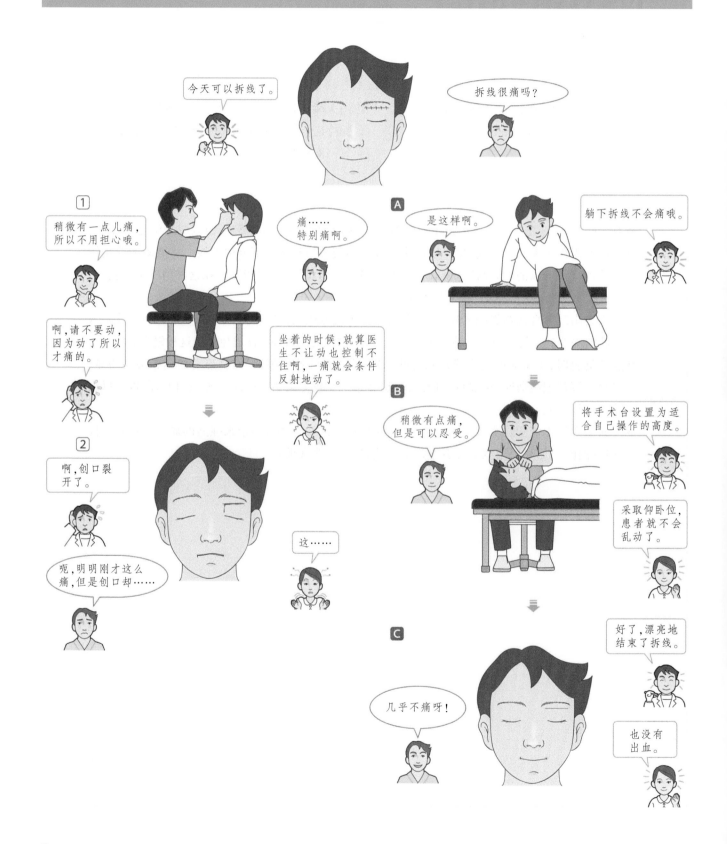

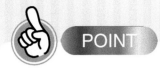

▶拆线时为了使患者不随意活动,原则上是让患者采取仰卧位进行操作。

▶在拆线操作中,患者轻微的活动就会产生强烈的疼痛感,因为疼痛而继续移动则会加剧疼痛,坐位的患者很难控制自己不活动。

▶医生在操作时要夹紧手臂固定,保证微小的动作也可以稳定地进行,一定要认真调整手术床的高度和操作位置。

1️⃣ 患者和医生都坐着进行拆线。　　🅰 让患者在手术床上仰卧。
2️⃣ 造成出血,部分创口也会裂开。　　🅱 患者和医生都在平静稳定的状态下拆线。
　　　　　　　　　　　　　　　　　　🅲 漂亮地结束拆线。

讲解

● 无论是哪个部位,拆线时都建议患者采取仰卧位,在放松的状态下进行操作。患者在坐着的状态时很难保持"不动",特别是因为拆线有痛感的时候,"动"的幅度会更大。另外,对医生来说,由于手臂悬空,动作不稳定,难以完成精细的操作。

● 特别是医生使用 5-0 或更细的线并以小边距的缝合,在拆线时需要更为精细的操作,即使患者稍微移动都会影响操作。让患者采取仰卧位,医生坐在操作椅上,稳定手臂,按照便于自己操作的高度和位置调整后,再进行拆线比较好。

● 如果在患者坐位时进行拆线,一旦随意移动就会大幅拉拽缝合线,可能会导致出血,更严重的情况可能会导致创口裂开。

● 一般对于精细的手术(特别是显微镜下的手术)而言,在患者保持不动的状态下,为了使手术操作更稳定,适当地调整手术台、医生的操作椅、医生的位置、显微镜的设置是顺利完成手术的诀窍。

皮肤表层的缝合请考虑到肿胀！

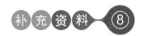
补充资料 8

在本书的第1章详细地讲述了关于皮肤的缝合方法，使用了"表层要平缓地缝合"的表述，所谓的"平缓"到底是怎样的呢？

为了不产生缝合线痕，缝合时类似"缝合线陷入皮肤"的情况不在讨论范围之内。即使缝合时线没有陷入皮肤，也应当考虑到手术之后如果组织肿胀，线还是会陷入皮肤。也就是说在缝合时要预想到肿胀。但是若缝合线过于松弛就没有缝合的意义了。整形外科医生认真地思考避免缝合线痕的情况时，需要以预想尼龙线略微的松弛为基础，按照具体部位和状况做出经验性判断(图1)。尽管如此，确定特定情况的具体肿胀程度也绝非易事。

正是因为很难判断肿胀程度，才出现了连续缝合 ☞ 小技巧15(第32页) 和第二天拆线后用胶带固定 ☞ 小技巧17(第36页) 的方法。连续缝合是用一根线连续地缝合，所以每一处的松弛分别都可以作为缓冲。甚至在真皮缝合时，可使正好对

合部分的连续缝合出现1~2处大幅松动，若组织全部肿胀后，就可以起到"间隙"减少、缝合线不陷入皮肤的作用(图1箭头示形成"间隙"的部位)。此外，第二天拆线后用胶带固定 ☞ 小技巧17(第36页) 是因为最初没有预想会产生肿胀，在创口边缘止血时就抽出会形成缝合线痕原因的线。若陷入皮肤的线持续1~2天则不容易形成缝合线痕，但是也有持续3天形成缝合线痕的情况。当然，如果像捆稻草包一样使线深深陷入皮肤，即使第二天拆线也可能无法避免出现缝合线痕。

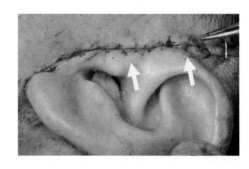
图1

缝合后组织完全愈合至少需要1个月

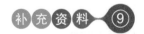
补充资料 9

很多医疗机构都在皮肤缝合之后1周左右的时间拆线。是否进行真皮缝合、是否为有张力的部位、是否为活动的部位等，这些都会影响拆线的时间。但是未经感染，拆线后创口却裂开了，这也是常见的情况。那么，"创口完全愈合"大概需要多长时间呢？

因为无法用人体来做实验，所以通过手术之后数周进行再次手术时的观察结果，或者是从压疮皮瓣移植手术后负重导致创口裂开的经历中推测。即使进行了真皮缝合，手术之后2周用小儿止血钳刺入创口部位，可以很容易就进入创缘之中，保持此状态张开止血钳，创口就会裂开。如果没有进行真皮缝合，由于没有缝合线的物理性连接，创口更容易裂开。但是，手术之后经过1个月，即使沿着创缘插入止血钳也不会轻易裂开。另外也有这样的案例，对于接受坐骨部位压疮皮瓣移植手术的患者，

即使没有营养方面的问题，患者在手术之后3周，若因负重而增加扭曲的力度，创口也会很容易就裂开。

从其他的案例中总结的经验就是，告知患者肘关节或膝关节伸侧在手术之后3周内需要静养，不要过度伸展。作者认为，坐骨部位和脚掌(负重部位)是两处需要注意的部位，像这样负重且容易扭曲的部位需要引起注意，至少静养1个月的时间。坐骨部位压疮的患者经常并发脊髓损伤，移动的时候移植部位会承受非常大的力量，所以即使是通常的坐骨部位的手术，也需要按照这个标准来对待。作者有时也会允许患者冲洗脚跟或坐骨部位，但拆线会推迟到3周以后 ☞ 小技巧08(第16页) 。但在这种情况下由于组织对缝合线产生反应，就放弃了所谓"漂亮地愈合"，而且也有因为缝合线而导致感染的风险，所以需要谨慎地观察恢复的过程。

瘢痕绝对不会消失,先不要着急动刀！儿童患者无法自行判断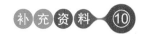

在本章最开始的技巧中也讲述过 ☞ 小技巧 01 (第 2 页),因为真皮不会再生,所以伤及真皮的创口即使愈合也一定会留下瘢痕,以现在的医疗水平无法将其彻底消除。也就是说,无论是进行哪种手术,额外的皮肤切开都应当慎重。在必须要做手术的情况下,应当认真地思考切开的部位、长度、方向 ☞ 小技巧 33(第 72 页)。而且要对患者进行充分说明,无论是进行哪种外科手段的介入,手术导致的瘢痕都是绝对不会完全消失的,患者有知情的权利。

这一点对于无法自行判断,同时也没有选择权的儿童来说,就变得更加重要了。例如,即使是对父母充分地说明之后切除了幼儿的黑痣,但是这个儿童在上中学的时候可能会说 "如果知道会留下瘢痕,还是不切除黑痣比较好"。出于监护人的意愿,幼儿时期做了脐疝手术,腹部留下瘢痕,这个儿童在上高中的时候可能会对肚脐周围留下的瘢痕感到非常苦恼。本来幼儿的小腹部位脂肪就很薄,即使有脐疝,随着小腹部位脂肪增加,成年之后也很可能会凹陷进去,变成"正常"的肚脐(正因如此,相扑手没有脐疝)。

"先不要着急动刀"是指一旦形成了的瘢痕是绝对不会消失的(特别是对于儿童患者无法自行判断的情况),所以医生应当谨记于心。

持针器的各种握法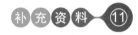

现在,简单地介绍关于持针器的各种握法。常用持针器有 Mathieu 型和 Hegar 型两种,在皮肤缝合时使用 Hegar 型持针器。最基本的握法是像图 1a 中,拇指和无名指套入钳环内,中指附在无名指的钳环旁边,示指轻轻靠在近轴节处。通过这种握法,手和持针器可以牢固地固定,所以手的感觉可以直接传到持针器末端夹住的针上,可以操作精细的缝合。另一方面,这种方法的固定度太高,当无法按照自己的想法到达肢体或手指位置的时候,就会使手部关节过度背屈或前臂过度向内外弯曲,有时反而难以缝合。在这种情况下,首先要调节手术床的高度,根据创口的方向改变自己的位置 ☞ 小技巧 04 (第 8 页),在各种限制条件下,无论怎样也无法调整至自己所想的理想位置时,就要考虑改变持针器的握法。例如,拇指从钳环内抽出就可以在很大程度上改善手和持针器的自由度(图 1b)。根据具体情况,甚至将无名指也从钳环内抽出来(有时也可将小指套入钳环内),可进一步提高自由度(图 1c)。但是,自由度的提高会带来固定度的下降,在意识到这一点的同时练习使用各种握法缝合比较好。

顺便说一下,皮肤缝合使用的 5-0 至 7-0 的带单丝可吸收尼龙线的针,要尽量避免用手持针,争取养成使用另一只手拿着的镊子替换的习惯。因为如果用手持针,可能会有针刺事故发生的风险。

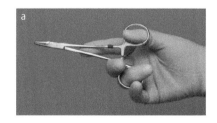 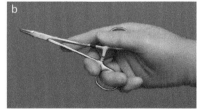 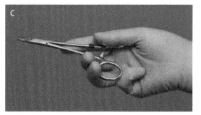

图 1

缝合处理后的术后管理

经常会被问到"缝合处理后,使用什么伤口敷料比较好？"作者一般会回答"只要不是严重的污染创口且缝合处理得当,处理方法基本相同"。虽然这与 ☞ 小技巧 64(第 138 页) 的说法不同,但在这里讲述的是关于缝合创口的话题。

进一步解释,创口缝合后 1~2 天内并不推荐使用非吸收性的敷料。其原因为,如果在皮肤表面附着其他物质(如消毒液、细菌),则属于封闭疗法,有可能产生不良影响;缝合结束时创口部位的出血或渗出液停止,成为创缘正好对合之后略微裂开的原因 ☞ 小技巧 17(第 36 页) 。根据创口的状态,原则上推荐在缝合后 1~2 天使用能够吸收渗出液的敷料。正好对合的创缘只需要 3 天,表皮基底层附近就可以再上皮化,渗出液也会消失,所以这之后再用什么类型的敷料都可以。也有人认为即使是缝合创口,术后早期最好在湿润的环境中进行愈合,但创口部位的再上皮化是从接近坏死的基底膜附近开始的,其位于上皮之下,所以湿润环境发挥的

作用有限。由于今后的研究成果的观点可能会有所改变,但是在本书中阐述的观点是根据作者目前的临床经验得出的见解。

另一方面, 在会阴附近等容易被污染的部位,为了使内衣不被血液污染,可将小型的护理垫或生理用品等放置在内衣与创口之间,从缝合之后早期(因为第二天创缘的出血基本停止)开始就应经常清洗。这种情况下不要摩擦缝合创口,用淋浴等方式洗净、冲走污垢。目前,通常是用纯净水洗净压疮等慢性开放性创口,清洗缝合创口也是可以的。创口在唇部时, 让患者保持创口开放的状态戴口罩(若贴上敷料, 渗入敷料的食物或唾液等容易引起化学反应),每天应多次清洁。头皮内的创口,基本上只在缝合之后 1~2 天使用可吸收性敷料(因为若血液污染了头皮或头发,就会弄脏枕头等,另外附着在头皮的血液也会散发出臭味),告知患者在出血停止后再清洗头发。

第 ② 章 手术

在观看新手医生做手术的时候，经常会有很多疑问，如"为什么要那样操作呢？""为什么是那样的操作步骤呢？"如果认为这些都是理所当然，而不加质疑或思考，每天忙于临床手术，那么即使是毕业 10 年以上的医生，也经常出现由于手术的操作步骤不正确而需要花费大量时间才能完成手术的情况。即使手术的结果相同，但是只要改变使用的工具或操作的顺序，手术操作的难易度也是完全不同的。而且，包括局部麻醉在内，还需要有温和地对待患者和(或)身体组织的意识。

第 2 章将只讨论无须住院的门诊小手术，所以有可能被认为其与很少做这种手术的其他科室医生无关。但是改变操作顺序，认真思考，省略不必要的操作，消除不必要的等待时间等，是可以使手术快速、准确、漂亮地进行的精髓，通过举一反三，再推广到各个科室进行的手术中，想必是有益处的。

25 局部麻醉时注射肾上腺素后，大约等待 8 分钟再手术

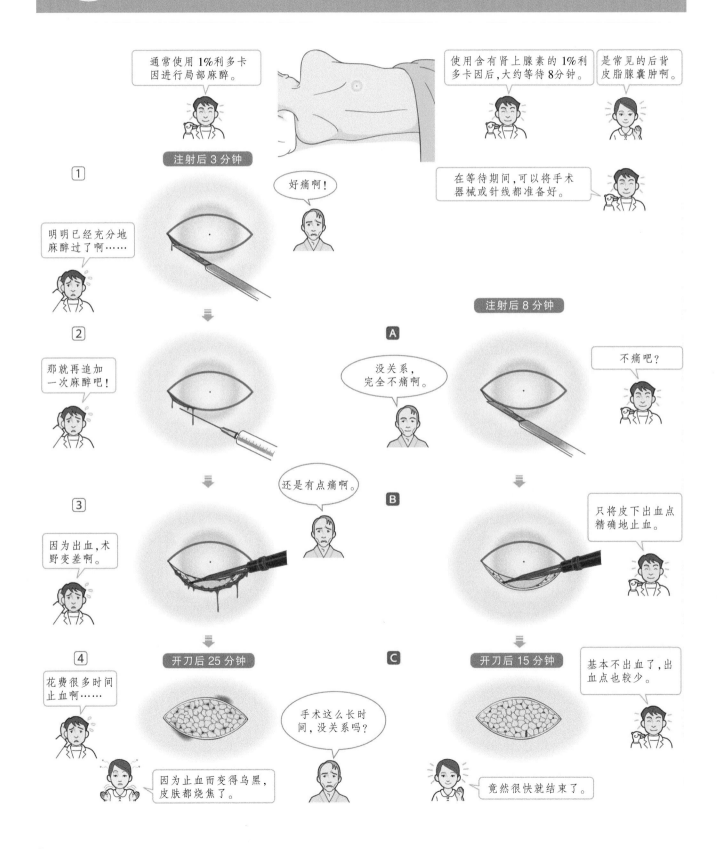

通常使用1%利多卡因进行局部麻醉。

使用含有肾上腺素的1%利多卡因后，大约等待8分钟。

是常见的后背皮脂腺囊肿啊。

注射后3分钟

好痛啊！

在等待期间，可以将手术器械或针线都准备好。

1

明明已经充分地麻醉过了啊……

注射后8分钟

2

那就再追加一次麻醉吧！

A

没关系，完全不痛啊。

不痛吧？

还是有点痛啊。

3

因为出血，术野变差啊。

B

只将皮下出血点精确地止血。

开刀后25分钟

4

花费很多时间止血啊……

C

开刀后15分钟

基本不出血了，出血点也较少。

手术这么长时间，没关系吗？

因为止血而变得乌黑，皮肤都烧焦了。

竟然很快就结束了。

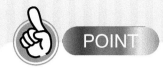

▶除了手指、脚趾、耳郭、阴茎等末梢部位,局部麻醉时最好使用含有肾上腺素的利多卡因。

▶注射之后大约等待8分钟,让利多卡因和肾上腺素充分作用,对于手术医生和患者来说都有益。

① 即使充分麻醉,患者仍然感觉疼痛。

② 再次注射麻醉剂(注射后马上手术),患者仍然感觉很痛。

③ 大量出血,止血花费时间较长。

④ 留下很多灼烧的痕迹(甚至会灼烧至皮肤)。

Ⓐ 没有疼痛的感觉,出血也很少。

Ⓑ 只将少数的出血点止血即可。

Ⓒ 灼烧的痕迹很少,皮肤也完整。

讲解

● 做局部麻醉的手术时,经常使用利多卡因作为麻醉剂,因为其有扩张血管的作用,所以最好同时加用有收缩血管作用的肾上腺素。如果不使用含有肾上腺素的利多卡因就会造成出血较多,术野情况变差。

● 关于手指、脚趾、耳郭、阴茎等末梢部位,因为有血液循环不良的风险,所以教科书上禁止使用含有肾上腺素的利多卡因。不过,实际上只要没有胶原病等并发症则一般没有问题,经验丰富的医生会在了解上述事实的基础上使用含有肾上腺素的利多卡因[1](使用含有肾上腺素的利多卡因可使手术进行得更顺利,操作时可以柔和地处理身体组织)。

● 若在注射局部麻醉剂之后3~4分钟就行切开手术,有些患者会感觉到疼痛。这不是麻醉剂的剂量少造成的,而是因为在皮下注射的麻醉剂无法作用到皮肤上层,所以即使再次注射麻醉剂也无法改善,患者仍然会感到疼痛(虽然皮肤很痛,但是患者往往不认为是皮下痛)。特别是背部等真皮层较厚的部位,虽然充分地注射了麻醉剂,但是切开皮肤,患者常常会抱怨很痛。

● 注射之后大约等待8分钟,患者疼痛的感觉渐渐消失,肾上腺素也充分地起效了,所以出血会明显地减少。所谓的"8分钟"在不同的部位会存在差异,小腿等血流比较贫乏的部位大多数情况需要5~6分钟,头部、面部区域血流丰富,所以大多数情况最好等待10分钟以上。而且,具体的等待时间也因人而异,从经验上来看,"面部发红"的患者等待的时间更长。

● 对于充分等待后仍然出血的部位,需要使用单极电凝刀或双极电凝刀止血。因为除了必须止血的出血点以外都不再出血,所以应当止血的出血点也很好确认,使其可以精确地止血。如果血溢出时慌张地止血,不仅可能灼烧到真皮,而且会给创口的愈合带来不良影响。

● 虽然等待8分钟对于忙碌的医生来说有些麻烦,但是可以减少多余的止血操作,可以在清晰的术野下进行手术,并缩短手术时间。而且,如果手术的准备顺序安排得当,也可以减少等待时间☞ **小技巧31(第68页)**。

参考文献

1)Chowdhry S, Seidenstricker L, Cooney DS, et al. Do not use epinephrine in digital blocks: myth or truth? Part II. A retrospective review of 1111 cases. Plast Reconstr Surg 2010;126(6):2031-4.

26 局部麻醉时要从神经走行的中枢侧开始平缓地进行皮下注射

1

基本上在比切除范围稍宽一些的距离内注射就没问题啦。

A

从神经的中枢侧开始麻醉,再向着末梢侧注射。

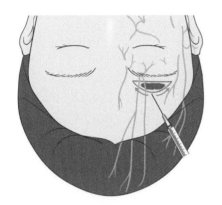

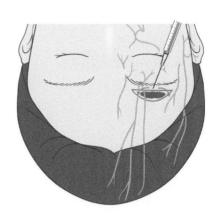

医生,你考虑得太不全面了。

对感觉神经的走行不熟悉是不行的啊。

2

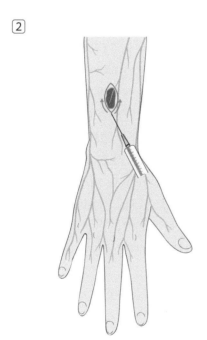

B

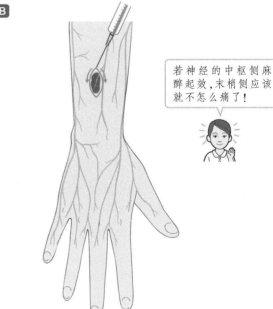

若神经的中枢侧麻醉起效,末梢侧应该就不怎么痛了!

注射的时候,一直都很痛啊。

刚开始很痛,但是之后就不怎么痛了。

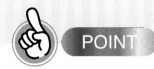

▶局部麻醉时应从感觉神经的中枢侧开始进行注射,平缓地向末梢侧移动,手术后半程患者的疼痛就会减轻。

① 在手术创伤涉及范围内随意注射。　　Ⓐ 从眶上神经的中枢侧开始注射。
② 从前臂皮神经的末梢侧开始注射。　　Ⓑ 从前臂皮神经的中枢侧开始注射。

讲解

- 不能在手术创伤涉及的范围内任意注射局部麻醉剂,要考虑感觉神经的走行,先注射中枢侧,再向末梢侧平缓地移动注射,这对于患者来说是一种柔和的注射方式。也就是说,由于在神经中枢侧麻醉先起效,在末梢侧注射的时候疼痛就会减轻。如果先注射末梢侧,那么在麻醉注射期间就会一直感到疼痛。

- 像眶上神经这种从一个部位伸出的放射状感觉神经,先注射神经聚集的眼眶上部的切痕附近使麻醉起效,可以使大范围的前额部位减轻疼痛。这种观点的终极形式就是"神经阻滞"。

- 注射时尽量使用较细的针头(25G~27G,眼睑等脆弱的部位使用 30G),平缓地进行皮下注射是操作的关键。皮下注射时,麻醉的效果传至皮肤表层需要一些时间(特别是像背部等真皮层较厚的部位)　小技巧 25(第 56 页),真皮内注射时患者会明显地感觉到疼痛,所以除了炎性皮脂腺囊肿的切开排脓　小技巧 39(第 84 页) 等特殊的情况,不要进行真皮内注射,而是要在平缓地皮下注射之后稍微等待,再开始手术　小技巧 25(第 56 页)。

头皮的切开方向要依据头发生长方向和重力方向来决定 　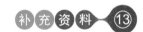

　　手术时若需要在头皮长有毛发的部位切开皮肤时,以什么方向切开会比较好呢?切开方向的基本原则是"沿平行于皮肤皱纹的方向"　小技巧 33 (第 72 页),但是头皮长有毛发的部位基本上没有皱纹。那么,决定切开方向的标准是什么呢?

　　因为头皮的切开部位不可避免会形成线状瘢痕,以使线状瘢痕不明显为目标,可考虑毛发的生长方向和重力方向来决定切开的方向。也就是说,以正常生活中的身体姿势(站姿或坐姿)为基准,在重力作用下,基本是垂直于毛发切开。头部侧面、耳朵上方、头部后侧较低的位置,头发一般是纵向生长,所以沿横向切开。这样因为有多层纵向生长的毛发遮盖,即使形成了横向的线状瘢痕也不会太明显。假如形成了纵向的线状瘢痕,会是什么样的结果呢?在轻微的活动或风吹动时,头发左右分开,线状瘢痕的部位就会显露出来。在发旋附近没有毛发覆盖,附近的头发散向各个方向,无论从什么方向切开,瘢痕都会很明显。切除发旋附近的皮肤肿瘤时,一定要与患者认真沟通之后再决定。除发旋之外的部位怎样操作呢?以头发生长方向或患者通常的发型为基准,垂直于头发方向切开,线状瘢痕一般不会太明显。但是,因为患者不会永远不变换发型,所以最好还是与患者认真商议之后再决定切开的方向。

　　另外,也会有过分注意头发方向而以 Z 字形切开的情况,但作者并不推荐这种方式。其原因是,一般来说头发会随着年龄的增长变稀疏(特别是男性),以 Z 字形切开的创口留下的脱发部位随着年龄增长会变得隐约可以看到,就会形成人为造成的不自然的痕迹　补充资料 19(第 109 页)。

27 眼睑的局部麻醉使用30G针头,不要推进针尖,并配合低温纱布冷敷

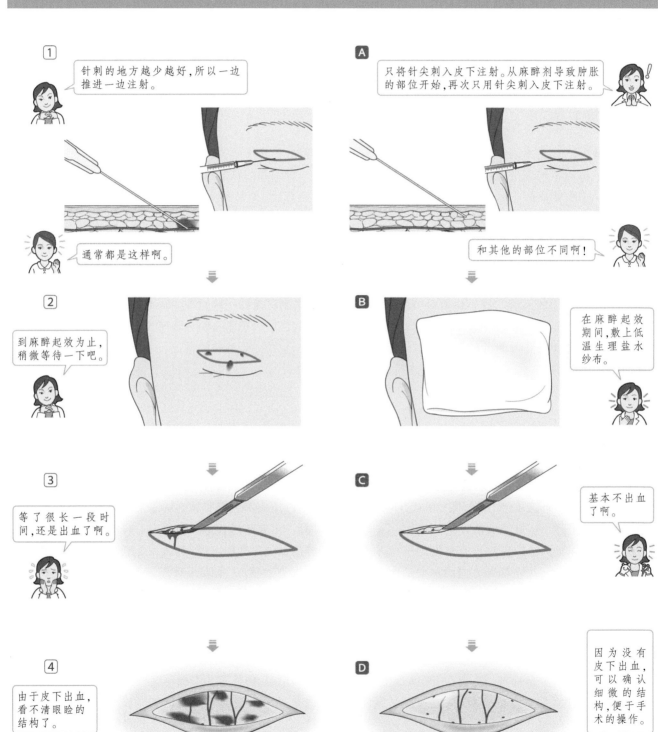

1　针刺的地方越少越好,所以一边推进一边注射。

通常都是这样啊。

A　只将针尖刺入皮下注射。从麻醉剂导致肿胀的部位开始,再次只用针尖刺入皮下注射。

和其他的部位不同啊!

2　到麻醉起效为止,稍微等待一下吧。

B　在麻醉起效期间,敷上低温生理盐水纱布。

3　等了很长一段时间,还是出血了啊。

C　基本不出血了啊。

4　由于皮下出血,看不清眼睑的结构了。

D　因为没有皮下出血,可以确认细微的结构,便于手术的操作。

差别这么大啊!

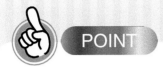

> ▶眼睑的局部麻醉推荐使用 30G 的针头,只将针尖刺入皮下注射局部麻醉剂,最好不在皮下推进针。
> ▶局部麻醉之后,通过敷上低温生理盐水纱布可以使血管收缩,预防皮下出血的扩大。

1️⃣ 局部麻醉时,在皮下一边推进针一边注射。 　Ⓐ 只将针尖刺入皮下注射局部麻醉剂。
2️⃣ 等待一段时间。 　Ⓑ 将低温生理盐水纱布敷在眼睑上。
3️⃣ 切开的时候容易出血。 　Ⓒ 切开的时候基本不出血。
4️⃣ 皮下散布出血点,看不清楚眼睑结构。 　Ⓓ 因为没有皮下出血,便于分辨眼睑结构。

讲 解

- 进行眼睑手术时,皮下出血导致术野变差,难以分辨结构,手术很难继续,你是否有过这样的经历呢?在眼睑注射局部麻醉剂时,容易产生皮下出血。皮下出血的原因是针刺破了皮下的毛细血管。为了能够漂亮地进行眼睑部位的精细手术,重点是要尽可能地抑制皮下出血。
- 因此,眼睑的局部麻醉推荐使用 30G 的针头。即使是用 30G 针头,如果像其他的部位一样在皮下一边推进针一边进行局部麻醉,针尖就会刺伤毛细血管,导致皮下出血。为了避免这种情况,在针尖略微刺入皮下的部位注射麻醉剂,从麻醉剂导致肿胀的部位开始,再次只用针尖刺入进行麻醉即可。
- 在局部麻醉剂和肾上腺素的起效期间,敷上低温生理盐水纱布,可使血管收缩,皮下出血不易扩大。
- 眼睑的皮肤很薄,真皮部位的麻醉也更容易起效,所以即使针刺的地方比较多,患者也很少会在每次进针时都抱怨疼痛,术野也能保持清晰。
- 在此基础上还需要在眼眶隔膜内进行手术时,可在眼眶隔膜露出的时候,在切开隔膜之前向隔膜内追加注射少量麻醉剂。

28 鼻部的局部麻醉应使用 2.5mL 螺口注射器

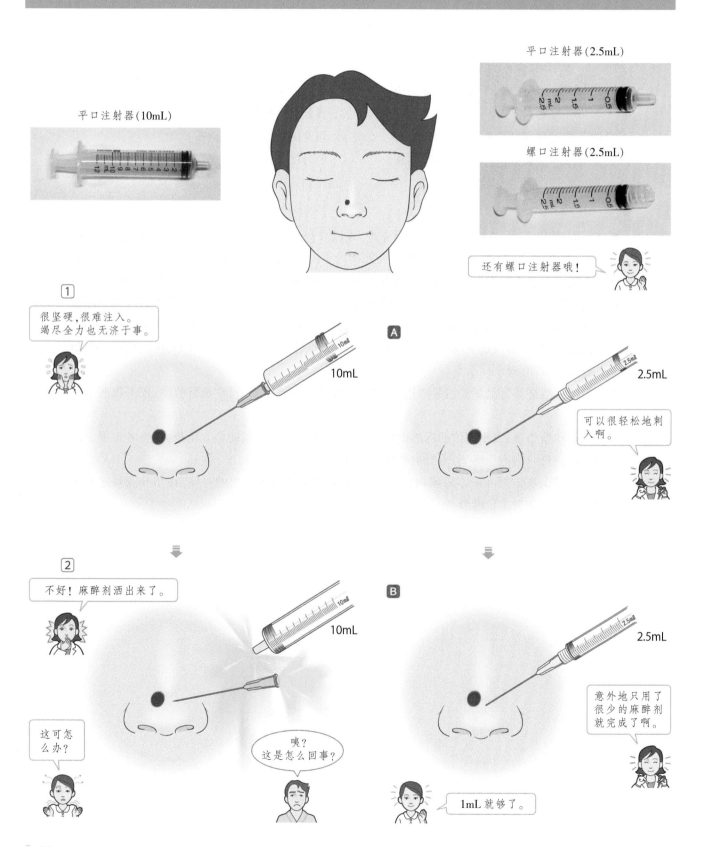

平口注射器(10mL)

平口注射器(2.5mL)

螺口注射器(2.5mL)

还有螺口注射器哦!

① 很坚硬,很难注入。竭尽全力也无济于事。

10mL

Ⓐ 2.5mL

可以很轻松地刺入啊。

② 不好!麻醉剂洒出来了。

10mL

这可怎么办?

咦?这是怎么回事?

Ⓑ 2.5mL

意外地只用了很少的麻醉剂就完成了啊。

1mL 就够了。

POINT

▶鼻部组织非常紧致,所以使用常用的 10mL 注射器很难将麻醉剂注入。

▶如果使用 2.5mL 螺口注射器就可以很轻松地注入麻醉剂,因为螺口构造,所以也不用担心麻醉剂洒出。

① 使用 10mL 注射器,很难将液体注入。

② 若用力强行推入,注射器的衔接部位就容易脱落,麻醉剂洒出。

A 使用 2.5mL 注射器,注射压力较小,操作很轻松。

B 因为有螺口,所以不用担心麻醉剂洒出。

讲解

● 外鼻组织很特殊,含有很多皮脂腺,皮肤又硬又脆,因为基本没有皮下组织,所以在使用常规的 10mL 注射器来进行外鼻的局部麻醉时,作用在注射器的压力很大,难以操作。如果用力强行注射,衔接部位就容易脱落,麻醉剂洒出。

● 鼻部的局部麻醉推荐使用 2.5mL 螺口注射器。其注射压力小所以很容易注射,又因为有螺口所以不必担心衔接部位脱落。而且,因为鼻部基本没有皮下组织,注射局部麻醉剂进入的空间也很小,所以只需要 3mL 就可以麻醉相当大的范围。

● 仅次于鼻部的坚硬部位是额头。此外,由于二次手术或外伤之后手术形成的皮下瘢痕同样也很坚硬,最好使用螺口注射器。

局部麻醉注射时针不要歪斜

补充资料 ⑭

进行局部麻醉的时候,针贯穿皮肤的那一刻患者感觉最痛,所以要尽量减少刺入的次数来达到目标范围的麻醉效果。此时,如果注射器和针平行于皮肤表面会很难进针。为此,有时可以看到将针斜着注射,但是这种方法也伴随着危险。也就是说,若针歪斜, 刺入较深的部位时难以把握针尖的位置,就会有刺穿重要的组织或较粗血管的危险。

对于脂肪较厚的患者,避开腹部或背部的重要组织,一般就没有问题,但是面部或颈部等皮下比较浅的位置有粗血管或神经等重要组织结构的部位,不推荐将针斜着刺入。基本原则是确认针的长度,在针和注射器呈一条直线时,控制好针尖位置穿刺。

为此,最好使用针头不在正中间而在侧端(旁边口注射器)的注射器(图1,右图)。在没有旁边口注射器的情况下,尽量使用较细的注射器,将刺入部位略微挑起后进针(图2),一边用针尖感觉位置一边注入局部麻醉剂是有效的方法。

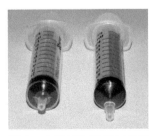
图 1 中间口注射器(左)和旁边口注射器(右)。

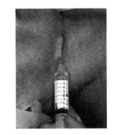
图 2 用中间口 (螺口)注射器略微挑起刺入部位,就可以平行于皮肤进针的同时注射。所以即使不斜着刺入, 针尖也不会刺入过深,较为安全(颈部)。

29 小手术中即使全身麻醉也要并用含有肾上腺素的利多卡因(特别是儿童患者)

没错！即使是全身麻醉,注射含有肾上腺素的利多卡因对患者主刀医生和麻醉师都非常有利！

①
已经进行了全身麻醉,就这样直接切开就可以了。

a

A
注射含有肾上腺素的1%利多卡因。

麻醉师
因为患者感觉到疼痛就活动了,所以要加深麻醉的程度啊。

为了减少出血,注射稀释20万倍的肾上腺素。

②
出血导致手术很难继续。

b

B
少量出血。

虽然出血很少……啊,麻醉师,患者在动呢！

因为感觉不到疼痛,所以减少麻醉深度也可以啊。

麻醉师

③
手术已经做完了,没有办法了,对不起。

c
对不起。

手术之后

C
手术之后也很安稳呢。

好痛啊！

好痛啊！

安稳地睡着了。

POINT

▶小手术时,即使全身麻醉,也推荐注射含有肾上腺素的 1%利多卡因进行操作。

▶这样操作的优点是能够抑制出血,手术中没有疼痛,所以麻醉的深度可以设定得浅一些,清醒后也不会感觉强烈疼痛。

① 全身麻醉后直接切开。	ⓐ 注射稀释 20 万倍的肾上腺素。	Ⓐ 注射含有肾上腺素的 1%利多卡因。
② 出血较多,需要保证深度麻醉。	ⓑ 虽然出血少,但是需要保证深度麻醉。	Ⓑ 出血较少,麻醉深度可以设定得浅一些。
③ 患者清醒后立即感到强烈疼痛。	ⓒ 患者清醒后立即感到强烈疼痛。	Ⓒ 清醒后疼痛感轻微。

讲解

●一些医生认为做全身麻醉手术时患者不会感到疼痛,所以在全身麻醉后直接切开。相比之下,作者还是推荐注射局部麻醉剂之后再进行手术。

●因为没有手术的痛感,所以即使麻醉的深度设定得浅一些,患者也不会随意活动,可以安心地进行手术。如果是长时间的手术,手术之后麻醉效果消退的可能性很高。但如果是 2 小时以内的手术,患者清醒后仍持续有麻醉效果,所以其优点是清醒后也不会立即感到疼痛。特别是在为儿童做手术的时候,这种方式非常有效,清醒后有无强烈的痛感,对患者来说是有很大不同的。

●局部麻醉时,如果不是用于手指等部位,使用含有肾上腺素的 1%利多卡因还能起到止血的效果 ☞ 小技巧 25(第 56 页)。为了控制出血,一些医疗机构还会注射稀释 20 万倍的肾上腺素,但含有肾上腺素的 1%利多卡因有止痛的作用,所以效果更好。

30 小手术时推荐使用双极电凝而非单极电凝(特别是一人手术时)

1

内侧的止血,只靠一只手做不到啊。谁来帮忙操作电刀?

只有巡回护士在,操作有些困难,使用负极板也很麻烦。

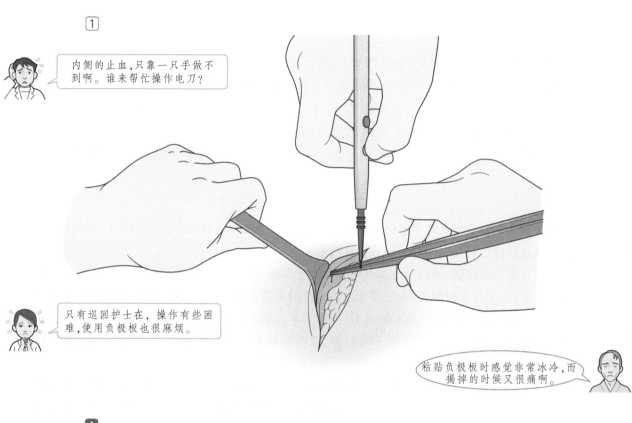

粘贴负极板时感觉非常冰冷,而揭掉的时候又很痛啊。

 A

内侧的止血,一个人就可以完成。

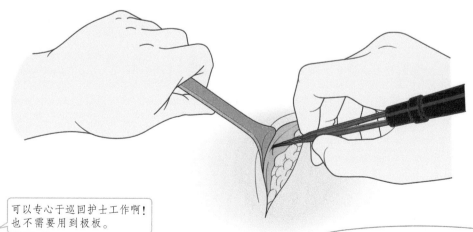

可以专心于巡回护士工作啊!也不需要用到极板。

不需要用负极板,太好了!

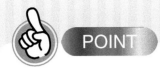

▶小手术时(特别是一人独自操作手术时),不要使用单极电凝刀,推荐使用双极电凝刀止血镊子,这样操作更加便利。

▶既容易止血,又不需要粘贴和揭除负极板,对植入心脏起搏器的患者也比较安全。

1 对内侧出血点进行止血时,因为要用左手持肌肉拉钩,没有多余的手拿电凝刀。

A 内侧止血时,用左手持肌肉拉钩,用右手持双极电凝止血镊子,可以很简单地止血。

讲解

● 一些外科诊疗科室很少使用双极电凝止血镊子,一般提到电凝刀就是单极电凝型,所以在此介绍一下双极电凝的作用。

● 对于皮肤内侧的出血点,尝试用单极电凝刀止血时,如果用左手持肌肉拉钩、右手用镊子夹住出血点,就没有多余的手来操作电凝刀(用电凝刀尖止血安全性较差)。另一方面,如果使用双极电凝止血镊子,只需要单手就可以简单地精确止血。双极电凝的优点是可以提高手术操作的自由度,且不只限定于体表的手术,深层的手术更加有效。

● 对皮脂腺囊肿或皮肤肿瘤的情况,切除约5cm脂肪瘤时,如果采用单极电凝刀就会有切开及止血的困扰,而搭配使用手术刀、剪刀和双极电凝就可以顺利进行手术。

● 使用双极电凝止血镊子时,基本上电流只会通过镊尖两端之间的组织,所以即使是在较粗的皮神经附近的出血点进行止血时,一般也不会产生痛感(使用单极电凝就会有剧痛感),对植入心脏起搏器的患者也比较安全。

● 而且双极电凝不需要贴负极板,所以不需要助手花费时间进行操作。对于患者来说也没有贴负极板时的冰冷感,揭掉的时候也不会感到疼痛,较为舒适。

㉛ 先设计手术与局部麻醉，再准备器具（电凝刀）

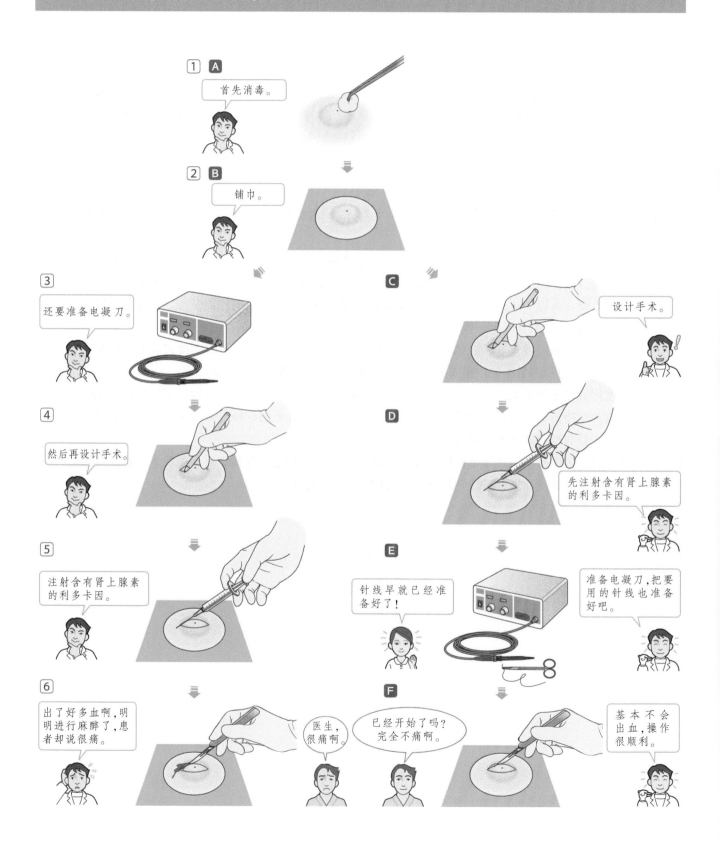

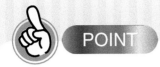

▶手术时的流程安排非常重要。准备的工作量相同,但是不同的操作顺序,手术的难易度也会完全不同。

▶进行局部麻醉手术时,诀窍是在注射局部麻醉剂开始到动刀为止的这段时间内进行各项准备工作。

①~⑥ 按此顺序操作时,是先注射局部麻醉剂,再动刀,因为如果注射之后立刻动刀,利多卡因的麻醉效果和肾上腺素的止血效果还没有充分起效 ☞ **小技巧 25(第 56 页)** ,而单纯的等待又会白白浪费时间。

🅐~🅕 按此顺序操作时,是先注射局部麻醉剂,再准备器具等,最后动刀,所以从注射到动刀期间的时间没有浪费,利多卡因的麻醉效果和肾上腺素的止血效果已经充分起效,可以进行手术。而且,准备器具的时候,若能将需要用到的针线取出,并联结持针器,在肿瘤切除之后就可以马上就进行皮肤缝合。

讲解

● 可以说所有的手术都是如此,即使操作的总工作量相同,只要改变操作顺序,手术的难易度或手术的时长会完全不同。这里讲述的只是一个简单的例子。习惯的力量是很惊人的,只要一次按照这样的顺序执行,之后也会按照这种方式进行下去。所以经常思考"怎么做才能提高自己的技术"来进行手术操作也是很重要的 ☞ **小技巧 68(第 148 页)** 。

● 虽然不能说是通常的操作顺序,作者以前在一家需要处理非常多小手术的医院工作的时候,都会按照这样的准备顺序:a.消毒之前设计手术;b.用乙醇等轻轻地消毒;c.马上注射局部麻醉剂(这时候写病历、单据);d.重新再消毒;e.铺巾;f.准备器具或针线;g.动刀。这是为了使注射局部麻醉剂到动刀之间保留足够长的时间,对于一些医院来说,如果不以每小时做 4 台皮脂腺囊肿切除手术的速度处理,工作就无法完成。

● 类似的,如果进行 1 台手术,且同时处理 3 个部位的情况,不要 x 部位的手术结束之后再进行 y 部位的麻醉注射,y 部位的手术结束之后再进行 z 部位的麻醉注射;如果在 x 部位的动刀之前(或者 x 部位的手术过程中,不影响手术的时候)进行 y 部位的麻醉注射,y 部位的手术结束时进行 z 部位的麻醉注射,手术会变得容易操作而且可以加快手术完成的速度。

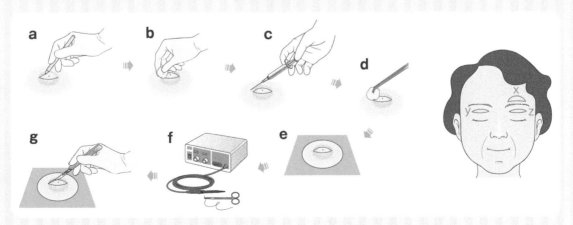

③② 不要将一次性洞巾的胶贴沿伤口一整圈贴上

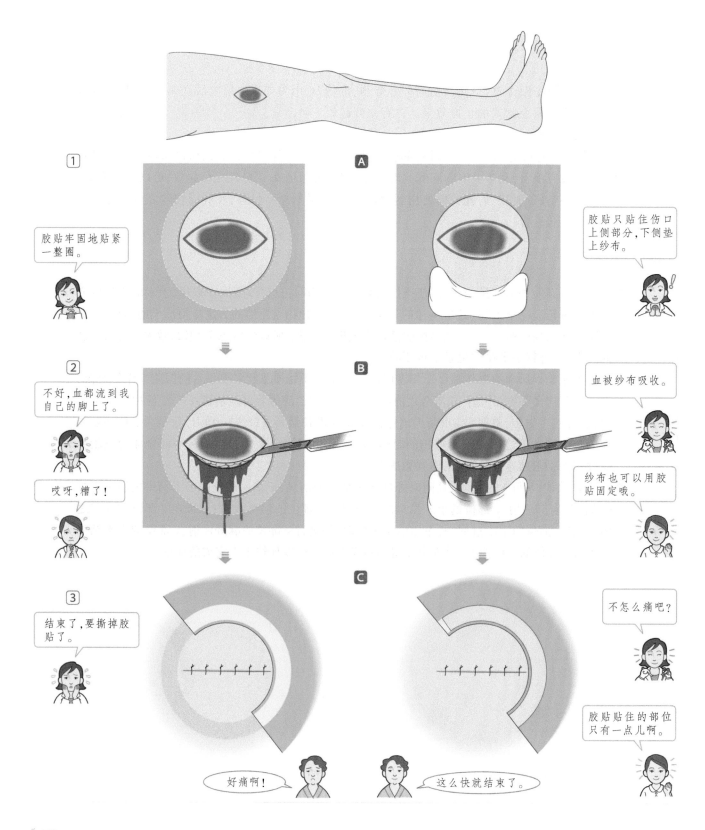

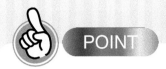

▶如果将一次性洞巾的胶贴沿伤口一整圈都贴住,血液会流散到铺巾上。应该用必要的最小限度的胶贴来固定,伤口下侧最好垫上纱布。

▶贴胶贴的范围越小,越能减少手术之后撕掉胶贴时的疼痛。

1 将铺巾的胶贴沿孔洞的一整圈都贴上。

2 血液在铺巾上向低处流。

3 手术之后胶贴撕掉的面积较大,所以患者也很痛。

A 只使用胶贴的一部分,而不撕掉剩余部分的胶贴保护纸。

B 用胶贴固定在高的一侧,将靠下的部位垫上纱布。

C 手术之后胶贴撕掉的面积小,所以患者不怎么疼痛。

讲解

● 带有胶贴的一次性洞巾在孔洞的四周都有黏性贴纸,但是如果将一整圈都贴在伤口四周,因为铺巾的防水性很好,血液就会在铺巾上向低处流散,可能会流到医生的脚上或患者身上造成污染或感染。用必要的最小限度的胶贴在术野高的部位固定,低的部位垫上纱布,流向低处的血液被纱布吸收,就不会四处流散了。

● 若贴胶贴的范围小,手术之后撕掉胶贴的时候患者就不会太痛苦。

● 根据情况不同,可以将垫纱布部分的胶贴保护纸也撕开,起到将纱布固定于铺巾的作用。

● 进行眼睑等面部手术时,也可以像图 1 一样按照面部调整扩大孔洞来使用。如果只用胶贴固定血液不易流动的前额部位,血液容易流动的侧脸部位以垫着纱布的状态进行手术,就不会因为血液流入有毛发的部位而污染头发,撕掉胶贴的时候也不会很痛。一次性洞巾不要直接拿来就用,必须有按照不同的情况扩大孔洞的意识 ☞ 小技巧 34(第 74 页) 。

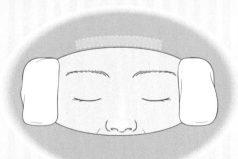

图 1

33 手术造成的瘢痕是医生的责任：针对这种看法，要考虑手术切开的部位和方向

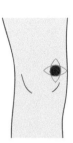

膝盖上的肿瘤……纵向切开还是横向切开，到底沿哪个方向缝合，很苦恼啊……

1

屈曲膝盖好像也很难裂开，就纵向切开吧！

但是膝盖弯曲好像很容易纵向裂开。

2

只想着伤口不要裂开就好。

A

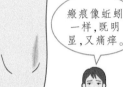

瘢痕像蚯蚓一样，既明显，又痛痒。

进行牢固的真皮缝合，横向切开创口也不会裂开啊。

B

瘢痕平行于纹路的方向，不怎么明显啊。

创口没有裂开，也没有形成肥厚性瘢痕。

对于纵向的脂肪瘤，沿哪个方向切开呢？

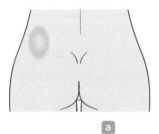

I

将纵向切开设计得稍长一些，比较容易切除呀。

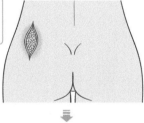

a

好主意！

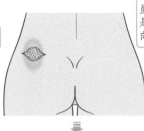

虽然手术比较复杂，但是沿着相近纹路的方向，做尽可能窄的切口。

II

脂肪瘤虽然被完美地切除了……

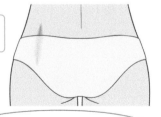

瘢痕呈瘢痕瘤状，不仅很痒，内衣也遮不住……

b

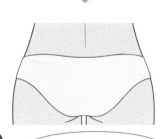

努力使皮肤切开得更窄一些是有意义的！

漂亮愈合了，也能被内衣遮住。

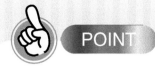

POINT

▶原则上选择与皱纹方向接近的方向切开,手术后就容易形成漂亮的瘢痕。

▶肘部或膝部等伸侧部位,即使是横向切开,只要进行牢固的真皮缝合,创口几乎不会裂开。

▶使内衣或其他衣物遮住瘢痕,或者可用其他方式遮住瘢痕,这种出发点也很重要。

1️⃣ 垂直于膝盖的纹路,纵向切开。　　　　🅰 平行于膝盖的纹路,横向切开。

2️⃣ 手术之后会形成肥厚性瘢痕。　　　　🅱 不易形成肥厚性瘢痕。

Ⅰ 垂直于纹路的方向,纵向切开。　　　　🅰 接近纹路的方向,横向切开。

Ⅱ 容易形成肥厚性瘢痕,无法用内衣遮盖。　🅱 不易形成肥厚性瘢痕,也容易被内衣遮住。

讲解

● 创口分为两种,患者由外伤导致的创口和手术切开造成的创口。关于前者,创口的发生与医生无关,是患者自己的责任。关于后者,医生将完整的组织切开形成创口,其方向和长度可以由医生斟酌决定。也就是说,医生需要考虑最合适的方向和长度,应当担负起手术之后留下瘢痕的责任。

● 沿身体自然形成纹路的方向切开皮肤,手术之后容易和纹路同化,也不容易形成肥厚性瘢痕,最终容易形成漂亮的瘢痕。垂直于纹路的方向切开皮肤,手术之后容易形成肥厚性瘢痕,不只影响美观,持续数年的疼痛或发痒也会使患者感到痛苦。

● 对于膝部、肘部等部位,若沿着纹路的方向横向切开,一些医生认为术后早期创口容易裂开。但是我们应该知道,关节屈曲部位的横向张力也很大,即使进行纵向切开,缝合之后若关节弯曲,创口也会有裂开的危险。就算是膝关节或肘关节的伸侧,如果进行了牢固的真皮缝合,即使关节弯曲90°,创口也很少裂开。

● 不仅要考虑瘢痕本身,还要考虑瘢痕是否容易被内衣或其他衣物遮住,这种观点也很重要。例如,在背部髂骨上横向切开,可以通过内衣(分体式泳衣)遮盖。

● 虽然在 ☞ <u>小技巧 41(第 88 页)</u> 也有描述,上一页下面的例子中,脂肪瘤在筋膜下(肌肉内)等深层部位时,即使横向切开皮肤,为了保留纵向走行的神经,也需要掌握纵向切开深层组织后再切除脂肪瘤的技术。

③④ 调整无菌铺巾的孔洞,可以"既见树木,又见森林"

①
无菌铺巾很方便呀。

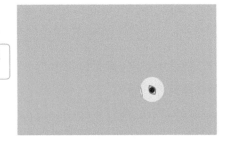

A
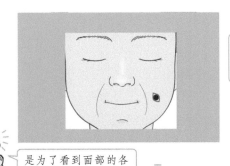
扩大孔洞,使整个面部都能被看到。

是为了看到面部的各个部分啊!

②
可以漂亮地切除啊!

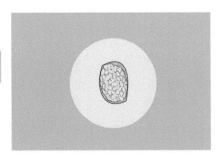

B

切除术之后的缺损部位的形状或轴心方向是会变的啊。

原来是这样啊!

③
沿着长轴漂亮地缝合。

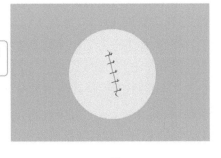

沿着法令纹方向缝合。

④
咦?缝合后的瘢痕和设计时的方向不一样了。

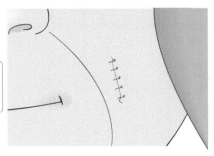

啊?再修改缝合一次可能比较好……

C
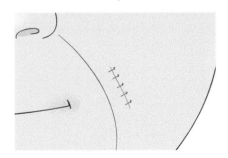

啊! 正好和法令纹平行!

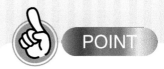

POINT

▶调整无菌铺巾的孔洞,使目标周围结构清晰地显现出来后再进行手术。如果保留部分胶贴,可以使固定更充分。

▶如果保持孔洞原样,直接通过小孔洞做手术,就无法确认创口与周围组织的关系,手术有可能会出现意外。

①直接按原样使用无菌洞巾。

②只能看见局部。

③只看着缺损的部位进行缝合。

④取下铺巾的时候,发现偏离了预定方向。

Ⓐ扩大无菌铺巾的孔洞,可以看到整个面部。

Ⓑ掌握面部缺损部位的位置关系。

Ⓒ观察面部整体和法令纹的同时进行缝合。

讲解

●无菌铺巾的孔洞直径约为5cm,对于切除小肿瘤,尺寸是足够大的,但是只能看到和孔洞差不多面积的狭窄范围,无法确认周围的结构,所以手术有可能会出现意外。不要按原样直接使用无菌铺巾,应当裁剪铺巾并调整孔洞的大小或形状,使周围的结构情况可以显露出来,再进行手术。

●不要把孔洞周围全部裁剪掉来扩大孔洞,可保留一部分胶贴再扩大孔洞,保留胶贴的一部分可以使固定更充分 ☞ **小技巧 32(第 70 页)** 。

●面部的各种结构位置接近,为了形成漂亮的瘢痕,必须参照这些结构的位置、方向和大小来进行切开。其他的部位也要确认周围的结构(关节、肚脐、乳头、脚踝、肛门等)的同时进行手术,既是为了预防无法预测的医疗过失,又是为了漂亮地完成手术。

●例如,即使对于圆形胎记按圆形的形状切除了,但是由于周围组织张力的方向不一致,经常可以看到导致缺损的结果,即形成椭圆形或者不规则圆形的瘢痕。同理,即使按梭形的形状切除了,有时可能看到稍微偏离轴心的结果,如果不认真地确认周围结构或是对合变形了的缺损继续手术,缝合后的结果可能与想象中不一致,所以必须注意。

35 高度不一致的部位梭形切开时,先切开下侧

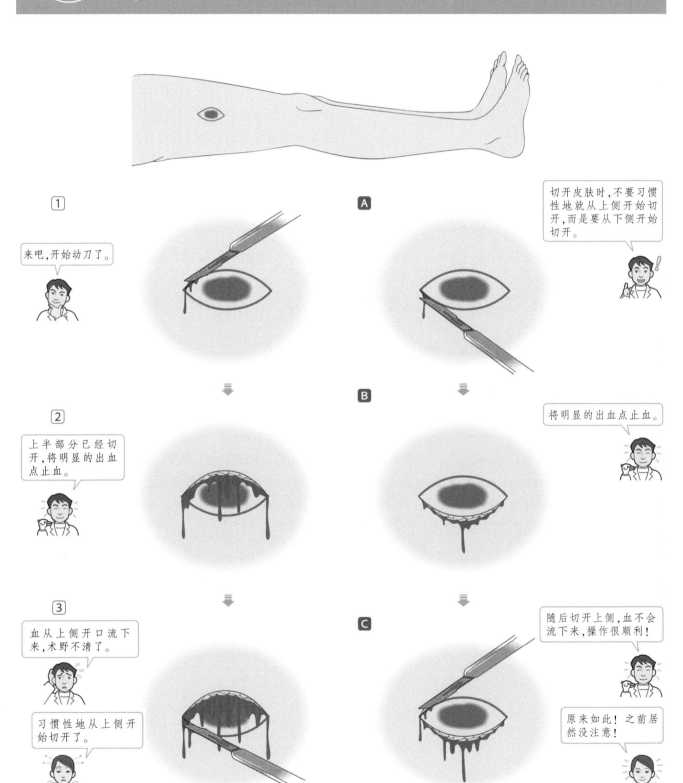

1

来吧,开始动刀了。

A

切开皮肤时,不要习惯性地就从上侧开始切开,而是要从下侧开始切开。

2

上半部分已经切开,将明显的出血点止血。

B

将明显的出血点止血。

3

血从上侧开口流下来,术野不清了。

习惯性地从上侧开始切开了。

C

随后切开上侧,血不会流下来,操作很顺利!

原来如此!之前居然没注意!

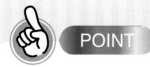

POINT

▶高度不一致的部位梭形切开时,要先切开下侧。如果先切开上侧,血液就会流下来导致术野不清,下侧难以切开。

▶手术操作的原则是,从血液流向的方向或内侧、自由度小的部位开始操作。

① 先切开上侧。

② 一定程度上止血。

③ 切开下侧的时候,从上侧切开部位流下来的血液会造成手术障碍。

Ⓐ 先切开下侧。

Ⓑ 一定程度上止血。

Ⓒ 切开上侧的时候,术野清晰。

讲解

- 切开高度不同的两个部位时(不只限于梭形切开),因为上侧部位容易进入视野,所以一般容易习惯性地先切开上侧部位。可是,如果先切开上侧,之后再切开下侧,从上侧流出的血液就会流到下侧,遮挡手术区域,导致手术难以继续。克制想要先切开上侧的想法,先切开下侧吧。

- 不只限于皮肤切开,由于重力的影响也可能导致术野上侧的出血妨碍下侧的操作,所以手术操作的顺序也要同时考虑到这一点(如果可以,先进行下侧或内侧的操作),并进行事先模拟手术,这样对于实际手术是非常重要的 ☞ 小技巧68(第148页)。

- 一般情况下,之后进行的手术操作自由度会变小,操作难度也会增加。所以先处理不容易操作的部分(下侧、内侧等)之后再处理容易操作的部分,常常可以顺畅地进行下去。将两个部位用线联结固定时,原则上是用线先穿过不易系线的部位。

真皮出血不需要止血,若行灼烧止血则会造成三度烫伤

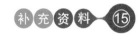

严重的擦伤或被利刃切割造成的创口会伤及真皮的中层,会出现断面出血不止的状况 ☞ 小技巧55、64(第120页、第138页)。特别是擦伤的情况,为了除去沙土等杂质污染,若一边刷净一边用生理盐水冲洗,也会出现从真皮表面出血的情况。对于这些细小的出血点,常用电凝刀或双极电凝灼烧止血的操作,但是不要对真皮出血进行止

血。清洗结束后敷上纱布,真皮出血很快就会止住。当然,清洗之后也可以涂抹药膏封闭创口,根据不同情况敷上伤口敷料封闭创口也可以自然地止血。与其说不要灼烧止血,不如说禁忌灼烧止血更合适。真皮被电凝刀或双极电凝灼烧止血的部位会形成三度烫伤,导致真皮的损伤加重,延迟创伤的愈合。

36 梭形切除手术时,切除的一侧不要止血

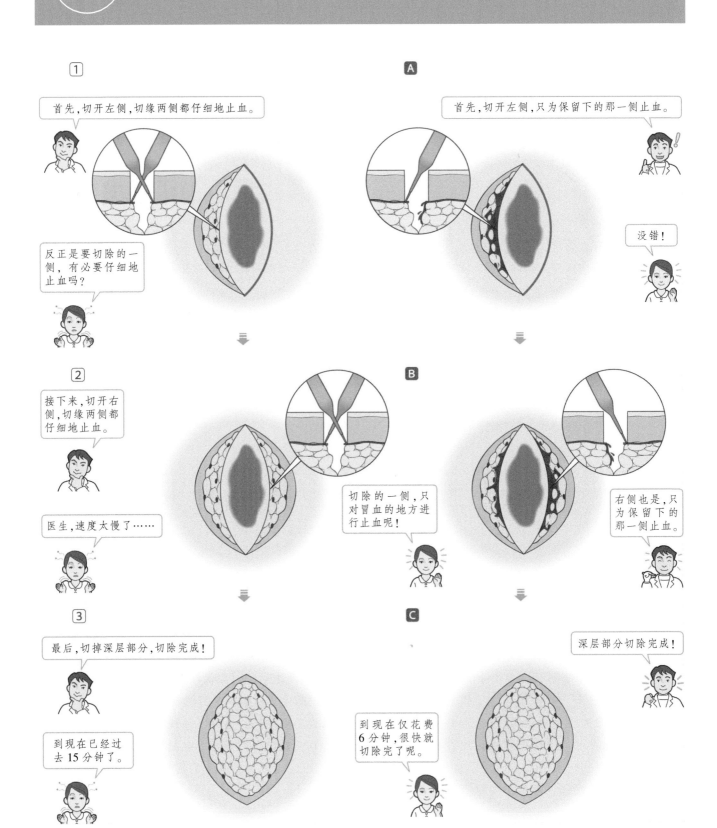

1
首先,切开左侧,切缘两侧都仔细地止血。

反正是要切除的一侧,有必要仔细地止血吗?

2
接下来,切开右侧,切缘两侧都仔细地止血。

医生,速度太慢了……

3
最后,切掉深层部分,切除完成!

到现在已经过去 15 分钟了。

A
首先,切开左侧,只为保留下的那一侧止血。

没错!

B
切除的一侧,只对冒血的地方进行止血呢!

右侧也是,只为保留下的那一侧止血。

C
深层部分切除完成!

到现在仅花费 6 分钟,很快就切除完了呢。

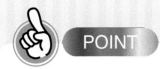

▶单纯切除胎记或皮肤肿瘤时，只需要将切除的一侧搏动性出血的部位进行止血即可(因为最终是要被切除的)。

▶不只限于止血,被切除的一侧只需要进行必要的、最小限度的操作,这种意识很重要。

①　切缘两侧都仔细地止血。　　　　Ａ　对保留下的那一侧止血。

②　另一侧也是,切缘两侧都仔细地止血。　　Ｂ　另一侧也是,只对保留下的那一侧止血。

③　切掉深层部分后止血。　　　　Ｃ　切掉深层部分后止血。

讲解

●这听起来可能有些可笑,也可能是外科医生的职业习惯,有些医生一看见组织出血就会条件反射地专注于止血。例如,单纯切除胎记或皮肤肿瘤时,因为最终是要被切除的,所以对切除的一侧仔细地止血也只是在白白浪费时间和精力,没有太多意义。使手术多花费数倍时间,对于患者或医生来说没有任何益处。如果手术使用了含有肾上腺素的1%利多卡因,因为出血会减少 ☞ **小技巧 25**(第 56 页) ,所以切除的一侧只需要在有搏动性出血的情况时进行止血即可。

●切除皮肤肿瘤时,出血基本只出现在皮下血管网的部位和偶尔有穿通支存在的部位。若手术操作熟练,梭形切除长约 4cm 的皮肤时,除头部及面部之外,切除的一侧即使完全不止血也基本不受影响,可以在 3 分钟之内切除完成。

●不只限于止血,思考怎样的操作步骤才能在处理切除的一侧时省时省力,这也是使手术能够顺利进行的诀窍。

●同理,医生也需要用心地爱护和对待被切除的组织和决定之后修剪的组织。

37 松弛的部位(如腹部)分两个阶段梭形切开皮肤

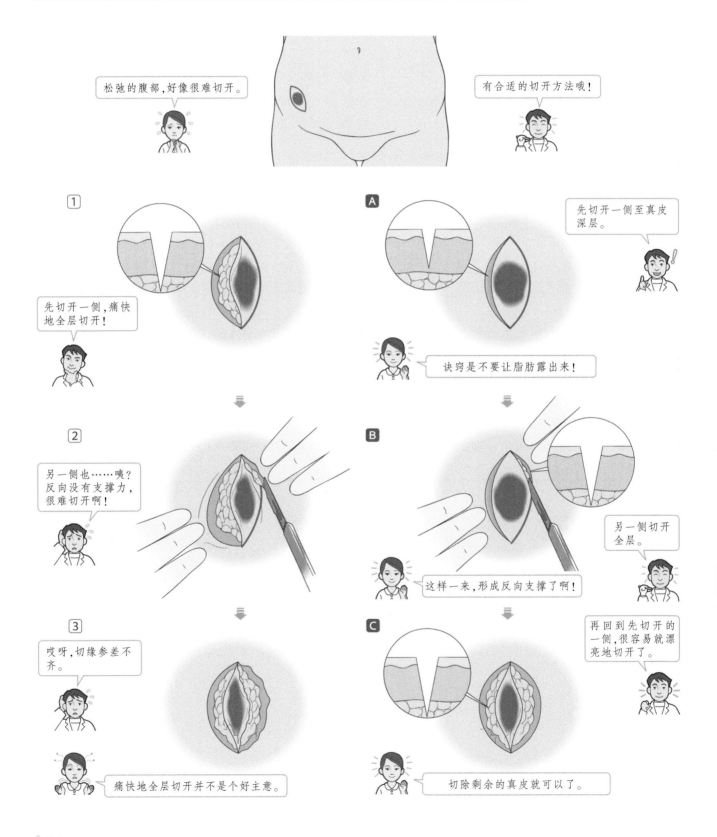

松弛的腹部,好像很难切开。

有合适的切开方法哦!

1 先切开一侧,痛快地全层切开!

A 先切开一侧至真皮深层。

诀窍是不要让脂肪露出来!

2 另一侧也……咦?反向没有支撑力,很难切开啊!

B 另一侧切开全层。

这样一来,形成反向支撑了啊!

再回到先切开的一侧,很容易就漂亮地切开了。

3 哎呀,切缘参差不齐。

C 切除剩余的真皮就可以了。

痛快地全层切开并不是个好主意。

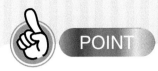

POINT

▶切开难以反向支撑的部位时,若先切开一侧至真皮深层,另一侧切开全层之后,再回到先切开的一侧切开全层,就可以漂亮地切开了。

1️⃣ 一侧切开全层。

2️⃣ 另一侧很难切得整齐漂亮。

3️⃣ 导致切缘参差不齐。

🅰 切开一侧至真皮深层。

🅱 另一侧也容易漂亮地切开。

🅲 轻轻切掉之前一侧剩余较薄的真皮。

讲解

● 针对肥胖患者腹部等松弛的部位梭形切开时,切开一侧的皮肤时,如果切开全层露出脂肪层,切开另一侧时难以由相互作用力反向支撑,导致很难按照原来设计的那样直接切开。结果不只造成切缘参差不齐,真皮也歪斜地切开,这也可能成为真皮缝合无法整齐对合的原因 ☞ 小技巧 10(第 20 页)。

● 在这种情况下,先切开的一侧只切开至真皮深层(留下薄薄的一层真皮,使脂肪不露出来),切开另一侧皮肤的时候也形成反向支撑,从而可以漂亮地直接切开。这时切开至露出脂肪也没有关系。回到先切开的一侧时就是反向支撑不起作用的状态,但是最开始已经几乎全层切开,所以只须用手术刀轻描一样地切开剩余的一层真皮,就可以很容易地切开全层了。

● 这个操作在腹部的瘢痕修复手术(手术创口肥厚性瘢痕合并缝合线痕的切除及缝合)时可以发挥很大作用(瘢痕修复手术无法漂亮地修复切缘杂乱的瘢痕)。当然,不只限于梭形切除,切开稍微分离的两处时或者切开较长皮肤时等,使用这个技巧也可以漂亮地切开。

门诊手术之后,"不要坐下""不要弯曲手腕或膝盖"这类医嘱很难遵守 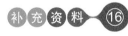 🔟⑯

无须住院的门诊手术,常常可能是切除关节部位或臀部的小肿瘤等小手术。例如,切除及缝合膝关节部位的皮肤肿瘤之后,医生会嘱咐患者"请尽量不要弯曲膝盖",但是假设自己是患者,也知道这很难做到。普通地坐在椅子上时,膝关节会弯曲约80°,小腿向前伸着坐时,膝关节也是弯曲约50°的状态。而且,切除及缝合坐骨部位的皮肤肿瘤之后,即使嘱咐患者"尽量不要坐下",但在日常生活中不坐下是不可能的,只让另一侧的坐骨部位负重坐下也有局限性。

那么就意味着,要以患者不能遵守医嘱为前提来进行缝合。也就是说,不要采用为了形成漂亮瘢痕的缝合法,而是要施行即使坐下(即使不是跪坐,或者膝关节弯曲约90°),创口也不会裂开的缝合法 ☞ 小技巧 08(第 16 页)。

38 发炎的皮脂腺囊肿切开排脓时,要同时预想根治切除手术的方案,稍微延长切开长度

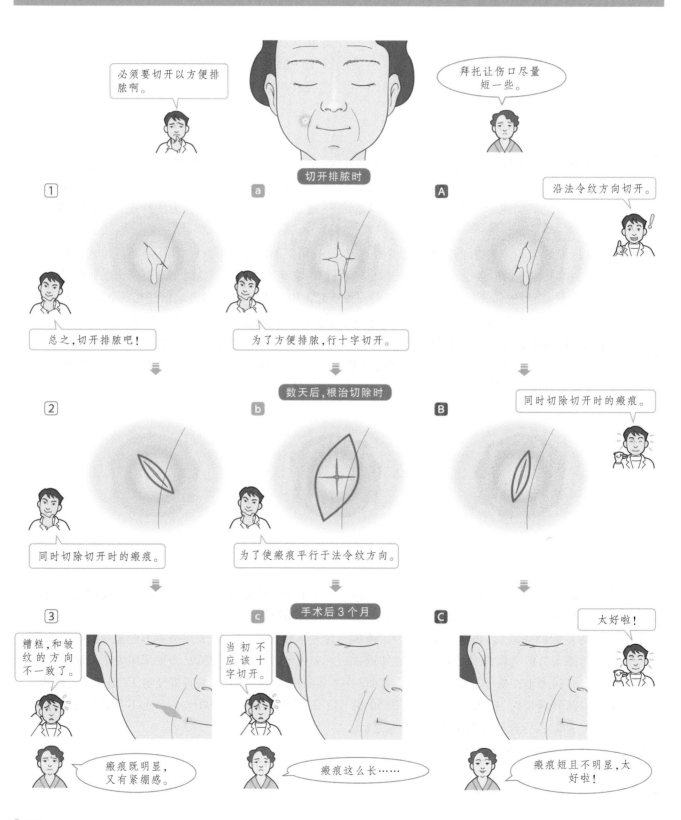

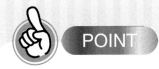

POINT

▶发炎的皮脂腺囊肿切开排脓时,要同时预想到之后的根治切除手术。

▶切除时切开至必要的长度,切开的方向要考虑到根治切除手术之后的瘢痕,沿皱纹的方向进行操作。

① 不假思索就在垂直于法令纹的方向切开排脓。
② 沿切开方向切除瘢痕。
③ 无法形成漂亮的瘢痕。

ⓐ 十字切开排脓。
ⓑ 沿皱纹的方向切除十字瘢痕。
ⓒ 无法避免地形成长瘢痕。

🅐 沿法令纹的方向切开排脓。
🅑 沿切除瘢痕的方向切除。
🅒 沿法令纹的方向形成漂亮的瘢痕。

讲解

● 发炎的皮脂腺囊肿切开排脓操作时,如果切开得过小,达不到引流的效果,炎症会恶化,所以必须要切开至一定的长度。经常可以见到为了使瘢痕不明显而切开得过小的情况,但是如果之后的根治切除手术一定会留下长瘢痕,那么切开排脓时切开得很小也没有意义。

● 切开排脓时一定要预想之后的根治切除手术,再沿平行于皱纹的方向切开足够的长度 ☞ 小技巧 33(第 72 页)。切除时在必要的切开长度范围内,切开得稍长一点儿比较好。如果以"总之,先切开排脓"这种随意的态度沿皱纹之外的方向切开,之后切除手术时如果沿切开方向进行手术,手术后就无法形成漂亮的瘢痕。如果改变沿切开方向进行手术,会形成长瘢痕(也可能形成"猫耳朵")。

● 有时能看到的十字切开虽然可以充分引流,但是从美观性的角度来看是最不推荐的选择,因为切除手术之后的瘢痕会变得很长(也可能形成"猫耳朵")。

● 也有为了使切口不堵塞而塞入引流纱布的情况,由于切开过短,创口闭合达不到引流的效果,如果在短小的切开创口内塞入引流纱布,就会在引流的部位产生"止血棉塞"的作用,导致达不到引流的效果,感染无法消退。如果从最开始就充分地切开,就无须担心创口闭合,所以也不需要引流纱布。

39 发炎的皮脂腺囊肿切开排脓时，局部麻醉分两步注射足够的剂量

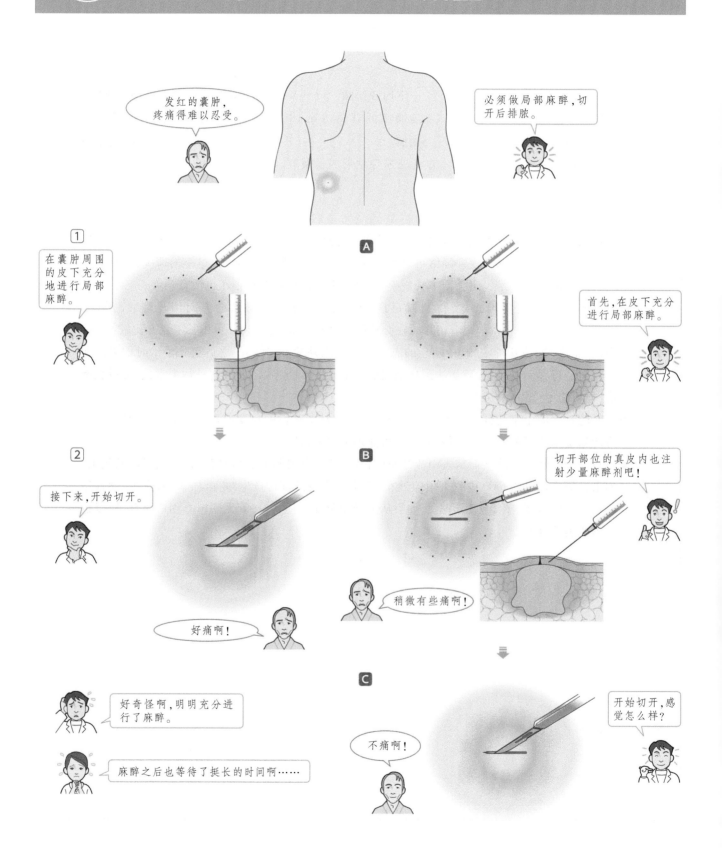

POINT

▶ 在切开发炎的皮脂腺囊肿排脓时,局部麻醉很难作用到切开部位的皮肤。

▶ 不要只在皮下至脂肪层注射足量的麻醉剂,在真皮内也要沿预定切开的线追加注射少量的麻醉剂。

① 在囊肿周围的皮下至脂肪层注射局部麻醉剂。

② 切开囊肿时患者抱怨疼痛。

A 在囊肿周围的皮下至脂肪层注射局部麻醉剂。

B 在真皮内沿切开的线也注射麻醉剂。

C 切开囊肿时患者不会感到疼痛。

讲解

- 严重发炎的皮脂腺囊肿由于红肿而边界不清。如果靠近皮脂腺囊肿注射麻醉剂,有可能会注射到囊肿内部,所以通常在稍微偏离一点的部位的皮下至脂肪层注射,为了使注射半径扩大也能产生充分的麻醉效果,需要注射比通常剂量更多的局部麻醉剂。
- 若炎症或皮下肿胀严重,在皮下脂肪层注射的麻醉剂很难作用到真皮,所以一切开皮肤,患者就会感到强烈疼痛。为了避免患者疼痛,皮下注射之后要稍微等待一段时间,在预定切开部位的真皮内追加注射少量(约 1mL)的局部麻醉剂。注射时患者会感觉到轻微疼痛,但是可以避免手术刀切开时的强烈疼痛。特别需要注意的是,在真皮比较厚的背部等部位,即使没有炎症,皮肤也难以达到麻醉效果 ☞ 小技巧 25(第 56 页)。
- 一般的手术不会建议使用注射时痛感强烈的真皮内注射的方法,但是对于严重发炎的皮脂腺囊肿,在真皮内的少量追加注射是减轻患者疼痛的有效方法。

不要认为肿瘤"不处理就可以",皮脂腺囊肿和脂肪瘤有什么区别?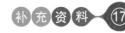

若皮脂腺囊肿的内容物发生感染发炎,就会出现红肿剧痛,切开排脓的操作本书也有所描述 ☞ 小技巧 38(第 82 页)。皮脂腺囊肿发炎的患者到整形外科就诊时,大致说明皮脂腺囊肿的形成原因和现状之后进行切开排脓处理,但是存在皮脂腺囊肿的患者身体其他部位也可能会有多发性皮脂腺囊肿,所以作者做出以下说明。

"皮脂腺囊肿既小又不会感到疼痛,在化脓之前就诊只需要 15 分钟左右的小手术就可以简单地切除。但是,如果皮脂腺囊肿变大又化脓了,痛感会很强烈,切开排脓处理几周之后,需要再进行一次手术来切除残留的囊壁。这对于患者来说是双倍的痛苦,对于医生来说也是如此,皮脂腺囊肿一旦化脓,完全切除手术就变得很困难,所以对于双方来说都是挑战。如果发生类似的情况,请在皮脂腺囊肿较小且没有化脓之前就诊"。

但是对于这种说明,有时会遇到患者愤慨地说:"询问以前经常就诊的医生,就会被告知'这样的皮脂腺囊肿可以不处理,等到长大就可以',所以就没有处理",让作者很无奈。但是作为医生请认识到"肿瘤不是可以不处理的"。即使是皮脂腺囊肿或脂肪瘤也是如此,皮脂腺囊肿或脂肪瘤其恶性的可能性并不为零。患者担心"肿瘤"的时候不要说"可以不处理",不妨说明"首先,要去看专科医生,必要的时候接受检查。"

顺便说一下,请问大家知道皮脂腺囊肿和脂肪瘤的区别吗?关于皮脂腺囊肿,常听患者说"以前经常就诊的内科医生说是脂肪块,所以可以不处理",所以作者有时会很担心。脂肪瘤与皮脂腺囊肿不同,基本不会化脓,但是长此以往体积会增大,所以还是不要说"可以不处理"这种不负责任的话了。

40 皮脂腺囊肿先从梭形的端点着手,再处理侧边

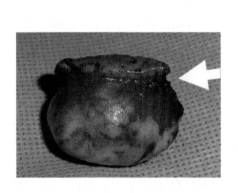

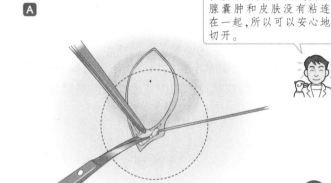

A

在梭形端点的部分,皮脂腺囊肿和皮肤没有粘连在一起,所以可以安心地切开。

□1

还看不到囊壁,好担心囊肿会破裂啊。

手术刀渐渐朝向外侧了。

首先,可以从这里看到囊壁的表面。

B

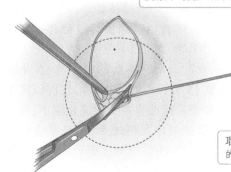

哇,可以看到囊壁在脂肪下侧。用剪刀可以毫不费力地进入皮肤和囊壁之间进行分离。

□2

哎呀,囊肿还是破裂了……

啊,不好!

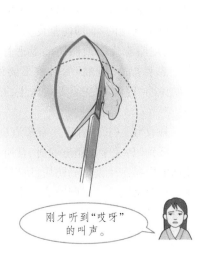

刚才听到"哎呀"的叫声。

取决于手术中的策略啊。

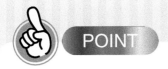

POINT

▶切除皮脂腺囊肿时,在能看到囊壁表面之前切开都会有风险。不要从侧边,而是从梭形的端点附近先找到皮脂腺囊肿,这是一种比较容易的处理方法。

▶假如囊壁破裂,使用 6-0 或 5-0 尼龙线缝合,一般可以防止裂口内的内容物流出。

① 若从侧边着手,医生担心囊壁破裂,经常会渐渐向外侧倾斜切开。

② 即使如此,囊壁也常常会有破裂的风险。

Ⓐ 在梭形的端点处寻找囊壁。

Ⓑ 侧边的部分也只切开到囊壁的表面为止,应在囊壁和皮肤之间分离。

讲解

● 皮脂腺囊肿是最常见的皮下肿瘤,新手医生会有很多机会做皮脂腺囊肿的切除手术。新手医生在找到囊壁之前,手术都会存在很大的风险,从手术刀切开到能看见囊壁之前都可能发生皮脂腺囊肿破裂,医生常会渐渐地向保留皮肤的一侧倾斜切开。

● 其实在梭形的侧边部位真皮和皮脂腺囊肿的囊壁是粘连的, 有经验的医生也不容易找到边界。因此,诀窍是最开始不切开侧边,而是先着手于切开设计线梭形的端点附近。

● 梭形的端点附近真皮和囊壁没有粘连,中间隔着脂肪,所以可以容易地找到囊壁的表面。在这个部位找到囊壁表面,用剪刀剪断皮肤深层端和囊壁表面之间的组织,再向中间部位切开,就可以很容易地剥离。接下来另一侧也从端点进行同样操作,皮脂腺囊肿就能够很容易取出。

● 即使如此,若囊壁还是破裂了,只要裂口小就可以使用 6-0 或 5-0 尼龙线(为了皮肤缝合而事先准备好的缝合线 ☞ 小技巧 31(第 68 页))1 针缝合,大多可以将裂口内的内容物流出控制在最小限度。如果内容物持续地流出,就会污染术野,发生囊壁下陷,也会增加切除的难度。

41 后枕部或颈部的肿瘤(脂肪瘤等),充分切开时要注意感觉神经

* 关于感觉神经请参照 小技巧 47(第 100 页)。

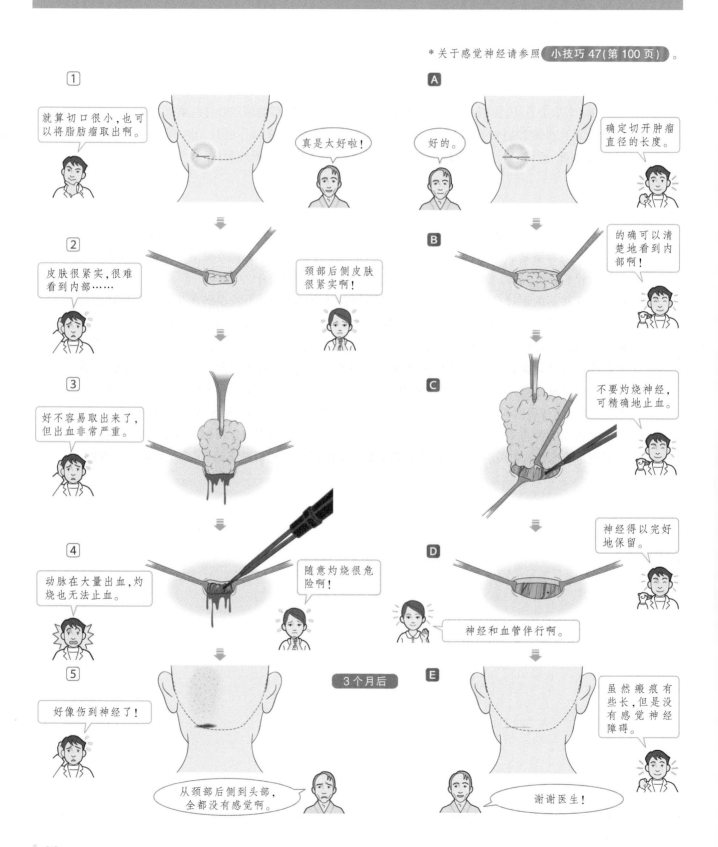

88

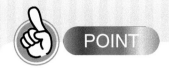 **POINT**

▶对后枕部或颈部的脂肪瘤,要切开相当于瘤体直径的长度后取出。

▶该部位的皮肤又厚又硬,所以切口过小就很难展开术野。

▶如果勉强从小切口中取出脂肪瘤,就有可能会灼烧后枕部的感觉神经,导致无知觉区域或知觉异常区域,会对患者有影响。

1 切口较小。

2 皮肤较硬,很难展开术野。

3 损伤较粗的动脉或静脉。

4 在大面积出血中通过小切口盲目地止血。

5 二期愈合导致肥厚性瘢痕及知觉异常区域。

A 切开相当于瘤体直径的长度。

B 容易展开术野。

C 视野宽阔,可以精准止血。

D 神经完好地保留。

E 虽然瘢痕较长,但漂亮地愈合了。

讲解

● 一般的皮下脂肪瘤切除手术,皮肤切开脂肪瘤直径的一半长度即可,禁忌切得过长。但是,位于后枕部或颈部的脂肪瘤情况不同,该部位的皮肤又厚又硬,缺乏伸展性,所以切开得过短就很难确保术野清晰,建议切开相当于直径的长度后取出。

● 建议皮肤切开得稍长的最大原因是,这个部位存在比较粗的血管,与枕大神经伴行 ☞ 小技巧 47(第 100 页) 。此处的血管破裂时,不可避免要大量出血,但是在狭窄的术野内很难止血,如果慌忙止血就会连神经一起灼烧,导致手术后产生大范围的无知觉区域或知觉异常区域。这种无知觉或知觉异常会引起患者极度的不适,容易造成医疗纠纷。

● 而且,如果从小切口勉强取出,手术中使用肌肉拉钩用力牵拉,伤到皮缘,切开创口就会很难愈合,或者可能会因此导致肥厚性瘢痕。因此,仅针对这个部位,建议将切口长度切开到相当于直径的长度,同时一边确认神经一边进行切除手术。

42 前额部位的皮下肿瘤切除，皮肤切开方向与皮下切开方向要垂直

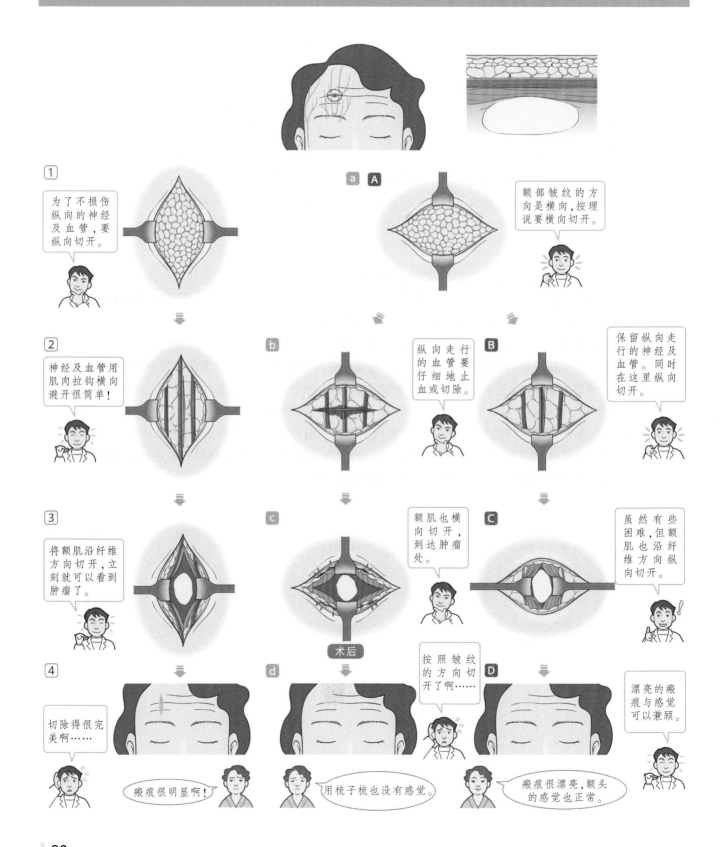

1 为了不损伤纵向的神经及血管，要纵向切开。

a A 额部皱纹的方向是横向，按理说要横向切开。

2 神经及血管用肌肉拉钩横向避开很简单！

b 纵向走行的血管要仔细地止血或切除。

B 保留纵向走行的神经及血管。同时在这里纵向切开。

3 将额肌沿纤维方向切开，立刻就可以看到肿瘤了。

c 额肌也横向切开，到达肿瘤处。

C 虽然有些困难，但额肌也沿纤维方向纵向切开。

术后

按照皱纹的方向切开了啊……

4 切除得很完美啊……

d 用梳子梳也没有感觉。

D 漂亮的瘢痕与感觉可以兼顾。

瘢痕很明显啊！

瘢痕很漂亮，额头的感觉也正常。

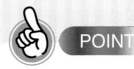

POINT

▶ 切除额肌下肿瘤时,将皮肤横向切开,但是由于神经、血管和额肌纤维是纵向走行的,所以需要纵向切开。

▶ 如果与皮肤切开方向相同,即横向切开,就会切断神经,导致手术之后前额至头部前侧的知觉下降。

1 皮下微小的脂肪粒层。
2 在其深层纵向走行的神经和血管。
3 额肌的纤维也是纵向走行。
4 瘢痕垂直于皱纹,很明显。

a 皮下微小的脂肪粒层。
b 继续横向切开,切断下层的神经和血管。
c 额肌纤维也被切断。
d 瘢痕不明显,但导致前额至头部前侧的知觉下降。

A 皮下微小的脂肪粒层。
B 如果能看到深层的神经和血管,肌肉拉钩的方向须改变90°。
C 在肌肉拉钩横向牵拉的同时沿纤维方向切开额肌。
D 瘢痕不明显,也没有知觉下降。

讲解

● 前额部位额肌下的脂肪瘤或骨软骨瘤是常见的良性肿瘤。切除这些肿瘤时,一般以为皮肤的切开方向应该是沿皱纹的方向横向切开 ☞ 小技巧33(第72页)。但是,感觉神经(眼眶上神经、滑车上神经等分支)是纵向走行的,所以如果继续横切开至额肌下就会切断神经,导致手术之后前额至头部前侧的知觉下降。这种知觉下降会使患者非常不适,应当避免。而且,额肌纤维也是纵向走行的,所以应该纵向切开至肌肉下。

● 如果手术最开始就纵向切开,虽然勉强可以保留神经,但是纵向切开后留下前额部位的瘢痕会很明显 ☞ 小技巧33(第72页)。

● 前额部位切开时,首先看到的是微小的脂肪粒层,随后脂肪粒变大,在这一层神经和血管纵向伴行。神经和血管都很纤细,但是可以用肉眼确认,会发现很多神经都是纵向走行的。如果将微小的脂肪粒的下层稍微上下剥离,之后的操作就会变得容易。然后避开神经和血管用肌肉拉钩横向牵引,沿纤维方向纵向切开深层的额肌就可以到达额肌之下。

● 除前额以外,也有很多部位是皱纹的方向(形成漂亮瘢痕的方向)和神经的走行近乎是垂直的 ☞ 小技巧33(第72页),所以手术前应当考虑到这一点。

43 切除缝合胎记的设计，沿皱纹的方向切开一条线的优点

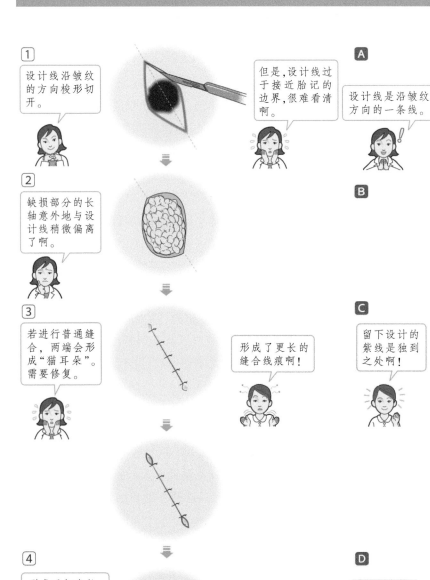

1 设计线沿皱纹的方向梭形切开。

但是，设计线过于接近胎记的边界，很难看清啊。

A 设计线是沿皱纹方向的一条线。

能够清楚看到胎记边界的同时，无须设计切口形状而直接切除。

2 缺损部分的长轴意外地与设计线稍微偏离了啊。

B 缺损部分不圆，还有些歪斜。

3 若进行普通缝合，两端会形成"猫耳朵"。需要修复。

形成了更长的缝合线痕啊！

C 留下设计的紫线是独到之处啊！

首先，沿线的方向缝合。

如果有"猫耳朵"就进行修复啊。

4 形成了相当长的缝合线痕啊。

D 原来如此！

以最短的长度缝合！

5 复发了……

在瘢痕的附近，还可见黑色的残留。

E 谢谢！

没有复发，太好啦！

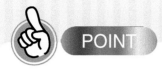 POINT

▶切除及缝合胎记时,沿皱纹的方向设计一条线切开,无须设计切口形状而直接进行胎记切除。

▶这个方法的优点是只会留下必要的最短的瘢痕,切除时更容易看清胎记边界,同时可以避免复发。

1 设计线影响判断,难以看清胎记的边界。   A 沿皱纹的方向设计一条线。

2 缺损部位歪斜,与设计不一致。   B 在任何情况下,都要形成最小限度的缺损。

3 如果不谨慎地缝合,就会形成"猫耳朵"。   C 沿线的方向缝合,修复"猫耳朵"。

4 修复"猫耳朵",导致长瘢痕。   D 缝合必要的最短长度。

5 胎记容易复发。   E 瘢痕短,胎记也很少复发。

讲解

● 切除胎记时,沿皱纹的方向作为长轴设计梭形的切口是标准做法,但是如果设计成梭形,设计线可能会造成困扰,难以看清胎记的边界,就很有可能无法切除完全(术后容易复发)。而且,梭形切除在最开始就决定了瘢痕长度,这是梭形切除的缺点。

● 如果沿皱纹的方向设计一条线,设计线和胎记的边界基本没有重合之处(即使有,也是作为"猫耳朵"被切除的部分),可以在清楚地确认胎记边界的同时切除应该切除的部分,残留的部分也很少。对于这种情况的小胎记,使用 11 号手术刀会比较容易切开。

● 即使沿皱纹的方向作为长轴梭形切除,由于周围的结构和组织张力的方向,形成的缺损部位也不一定会沿着长轴形成设定好的梭形。如果不谨慎地缝合歪斜了的梭形,甚至会形成"猫耳朵"。沿皱纹方向设计的线没有残留,那么也可能会缝合成与本来皱纹的方向不同的情况,所以需要注意 ☞ 小技巧 34(第 74 页) 。如果修复"猫耳朵",瘢痕会变得更长。

● 一条线的设计在实际操作中,即使形成的缺损部位形状歪斜,也是必要的最小缺损。切除之后,两端以留下的按皱纹方向设计的一条线为基准,先按这个方向缝合,产生的"猫耳朵"再沿这条线的方向修复,这样完成的缝合线就是沿皱纹方向必要的最短长度。

* 因为目前世界范围内普遍采用梭形的切除设计,所以本书的其他案例仍以梭形设计为基准进行阐述。

44 四肢的皮下肿瘤切除时，皮肤切开不只有横向，也有纵向

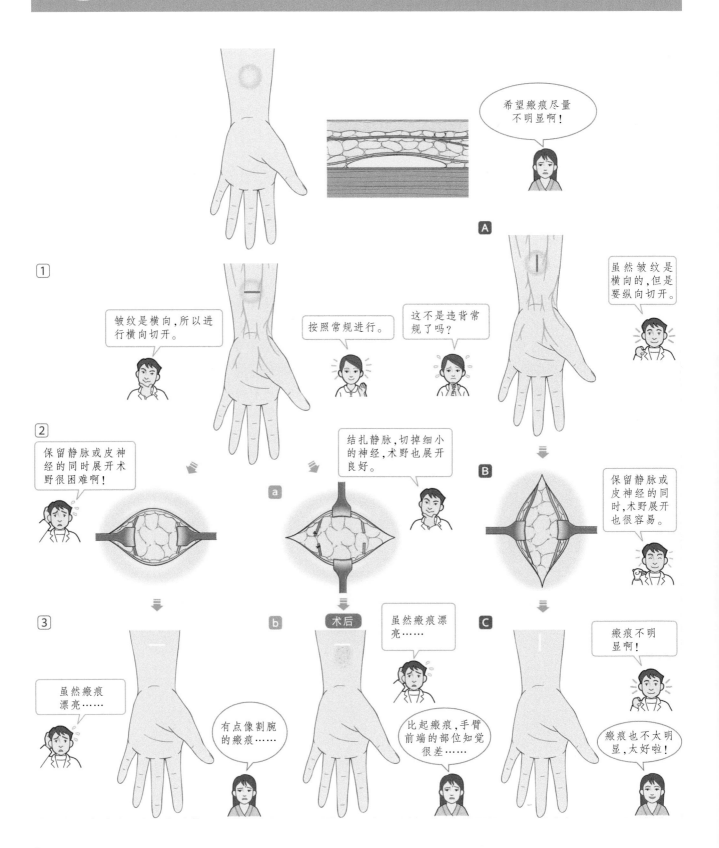

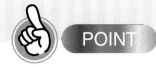

POINT

▶在一般情况下,四肢的肿瘤切除手术应该横向切开皮肤,但是除了关节附近以外,也可能会选择纵向切开。

▶除了关节附近以外,无论是纵向切开还是横向切开,手术之后的瘢痕一般没有差异,纵向切开可以保留静脉和皮神经,容易展开术野。

▶特别是前臂的横向切开时,可能会形成与割腕类似的瘢痕,应该注意这一点。

1 按照常规,横向切开。

2 保留神经或静脉的同时,用肌肉拉钩展开术野。

3 前臂的横向瘢痕仿佛割腕后留下的瘢痕。

a 结扎静脉,切掉皮神经,展开术野。

b 横向瘢痕,手术后远端皮肤的感觉微弱。

A 不按常规,纵向切开。

B 保留神经和静脉,容易展开术野。

C 纵向瘢痕也意外地不明显。

讲解

●关于四肢手术时皮肤切开的方向,如果考虑皱纹的方向,基本上都用垂直于长轴的横向切开。关节附近的部位基本是横向切开,手术之后的瘢痕也是横向切开的更漂亮,并且不易形成肥厚性瘢痕。但是关节附近以外的部位,无论是横向还是纵向切开,手术之后的瘢痕并没有很大差异,所以也有适合纵向切开的情况(并不是说纵向切开比横向切开好)。

●保留沿四肢的长轴方向走行的皮神经,同时进行肿瘤切除手术是符合常规的(最好也可以保留静脉)。如果采用横向切开,想要保留皮神经而展开术野就会变得比较困难。如果切掉皮神经,就会导致手术之后切开部位远端的感觉微弱。另一方面,如果采用纵向切开,想要保留皮神经或静脉而展开术野则比较容易。

●四肢的纵向切开从视觉上来看并不明显,而前臂的横向切开手术之后可能形成与割腕类似的瘢痕,应当注意。

45 头皮上的"猫耳朵"，即使不修复也不明显

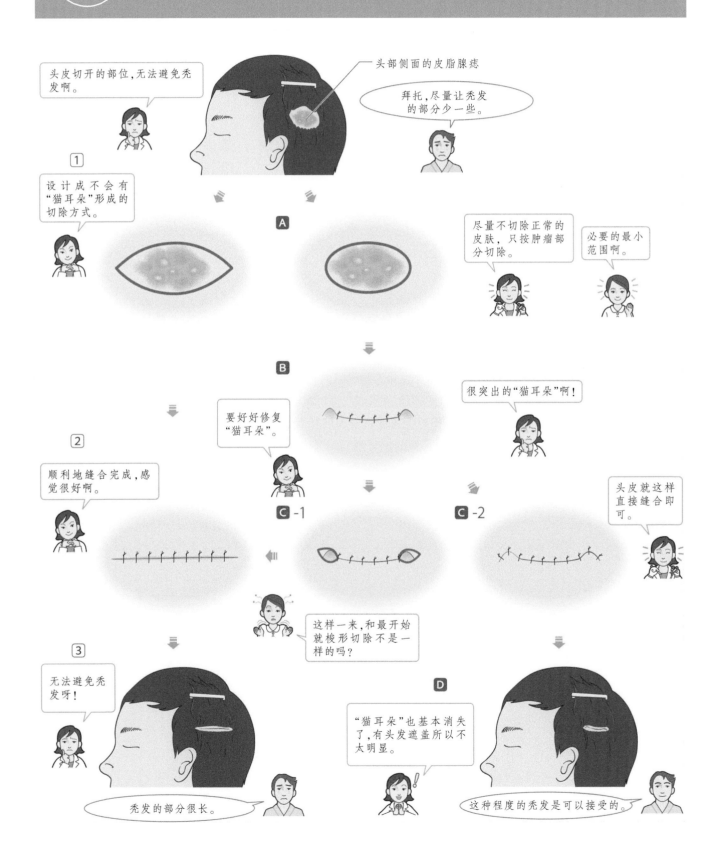

头皮切开的部位，无法避免秃发啊。

头部侧面的皮脂腺痣

拜托，尽量让秃发的部分少一些。

1

设计成不会有"猫耳朵"形成的切除方式。

A

尽量不切除正常的皮肤，只按肿瘤部分切除。

必要的最小范围啊。

B

要好好修复"猫耳朵"。

很突出的"猫耳朵"啊！

2

顺利地缝合完成，感觉很好啊。

C -1

C -2

头皮就这样直接缝合即可。

这样一来，和最开始就梭形切除不是一样的吗？

3

无法避免秃发呀！

D

"猫耳朵"也基本消失了，有头发遮盖所以不太明显。

秃发的部分很长。

这种程度的秃发是可以接受的。

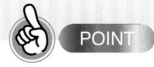

POINT

▶头皮上的"猫耳朵"经过一段时间之后就会变小,而且被头发遮盖也不会很明显,所以一般不进行修复比较好。

▶修复"猫耳朵"会导致创口变长,秃发的部分也会延长。

① 常规的梭形切除设计。

② 没有"猫耳朵",但创口很长。

③ 秃发部位变长。

Ⓐ 按肿瘤部分的切除设计。

Ⓑ 就这样直接缝合一定会形成"猫耳朵"。

Ⓒ-1 修复"猫耳朵"。

Ⓒ-2 不修复"猫耳朵",保持原样直接缝合。

Ⓓ 秃发部位较短,猫耳朵几乎消失。

讲解

●头皮上的"猫耳朵"即使较大,经过一段时间之后也会变得不明显,而且可以被头发遮盖住,所以一般不进行修复比较好。

●对于有毛发的部位全层切开的创口,无论多么谨慎地缝合,也无法避免缝合部位产生一部分秃发,所以如果修复"猫耳朵"使切开线变长,就会导致秃发部位变长且更加明显。

●综上所述,切除头皮上的皮肤肿瘤时,为了不产生"猫耳朵"而设计梭形的切除,只是加长了秃发部位长度,所以应该只切除必要的最小面积,而不修复"猫耳朵"。

●缝合头皮时,由于真皮缝合导致发根缺血可能会促进脱发,所以不要进行真皮缝合,可通过缝合帽状腱膜来对合皮肤表面。表层缝合时也是如此,缝合得越细密就越会造成缺血,所以不要缝合一圈,建议使用皮肤吻合器慎重地缝合表面 ☞ 小技巧54(第118页) 。使用皮肤吻合器也要只限于必要的最小范围,不要使用过多。

●另外,针对头皮内圆形的皮肤肿瘤的情况,缝合线可以设计成各种方向,但是毛发生长或重力会影响头发的方向,若垂直于这个方向闭合创口,秃发就会变得不明显 ☞ 补充资料13 (第59页) 。

46 肩胛部至上背部的皮下肿瘤切除：侧卧位的优势

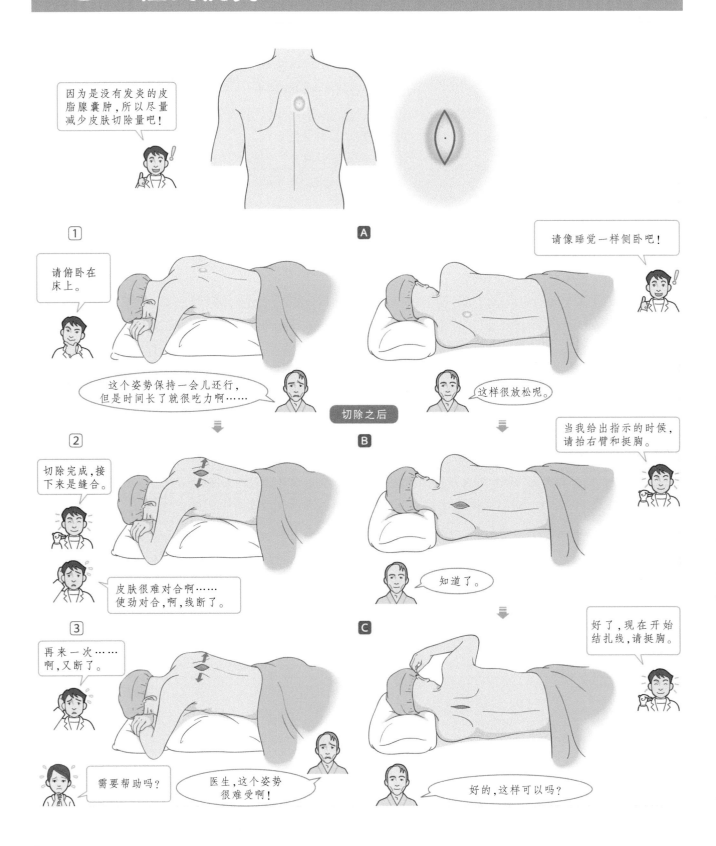

因为是没有发炎的皮脂腺囊肿，所以尽量减少皮肤切除量吧！

请像睡觉一样侧卧吧！

1 请俯卧在床上。

A

这个姿势保持一会儿还行，但是时间长了就很吃力啊……

这样很放松呢。

切除之后

2 切除完成，接下来是缝合。

B 当我给出指示的时候，请抬右臂和挺胸。

皮肤很难对合啊……使劲对合，啊，线断了。

知道了。

3 再来一次……啊，又断了。

C 好了，现在开始结扎线，请挺胸。

需要帮助吗？

医生，这个姿势很难受啊！

好的，这样可以吗？

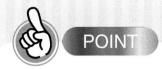 POINT

▶上背部的皮脂腺囊肿或皮肤肿瘤切除时,如果以侧卧位进行手术,对医生和患者来说都很舒适。

▶如果采取俯卧位,真皮缝合时皮肤很难对合,双方就会很辛苦,但是如果采取侧卧位,只需要在结扎线时让患者挺胸便可以很容易对合。

① 以俯卧位进行手术。
② 切除后真皮缝合时创缘张力大,很难缝合。
③ 结扎线时,线可能多次断掉。

Ⓐ 以侧卧位进行手术。
Ⓑ 原本的姿势下创缘张力大,难以对合。
Ⓒ 让患者挺胸并抬起手臂就容易对合。

讲解

● 背部的皮脂腺囊肿或皮肤肿瘤切除时,很多医生会习惯性采用俯卧位进行手术,特别是对于高龄患者或腰不好的患者,俯卧位会令患者感到痛苦。而侧卧位是对于高龄患者也很舒适的姿势。对于医生来说也是如此,如果腰不好,在进行俯卧位手术时不得不保持前倾的姿势,腰部就会很容易酸痛。如果患者采用侧卧位,对于腰的负担就很小,可以以舒适的姿势进行手术。

● 关于手术本身,肿瘤切除后真皮缝合的时候,如果患者采用俯卧位,即使皮肤切除量比较少,创缘的张力也会比想象得大。创缘很难对合,勉强对合后缝合线也经常会断掉,相信很多医生都有过这种经历吧。如果患者采用侧卧位,只需要在结扎线的时候让患者挺胸并抬起手臂,皮肤的张力就会变小,可以容易地进行结扎(俯卧位则无法做到这个动作)。

● 但是,采用侧卧位的手术也有缺点,因为无法从床向上方照射灯光,切开的皮肤上方空腔内侧很难用无影灯照射到,当切除大的脂肪瘤时,上方空腔内的切除操作或止血操作会稍微有些困难。类似的病例有时也可以采用俯卧位,需要在手术之前一边进行模拟一边决定体位。

47 小手术或简单处理时须注意不要损伤的神经和结构"10+2"

图 A

太阳穴出现炎症后的皮脂腺囊肿，有些棘手啊……

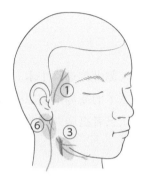

图 B

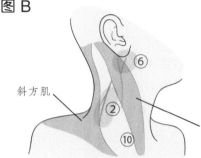

斜方肌

胸锁乳突肌

已经请内科医生进行淋巴结活检了。

耳垂下面发炎的皮脂腺囊肿如果不切除干净容易复发，如果切除过多又会导致耳垂没有知觉……

图 C

这个部位切开长一些，仔细确认再止血啊！

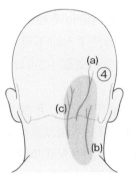

图 D

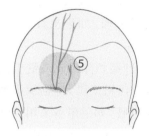

切开皮肤和皮下剥离的方向要改变 90°啊！

图 E

若这个部位撞到桌角，痛感就会传到小拇指呢！

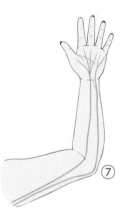

图 F

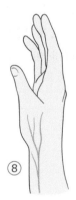

即便只是刺到感觉神经，也会留下知觉异常后遗症。

图 G

不要将针尖对准神经，手部多用一些利多卡因！

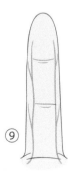

图 H

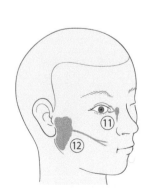

好像遗漏了这个部位啊……

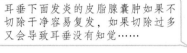

前页集中总结了小手术和外伤处理时容易损伤并导致严重问题的 10 条神经和 2 个结构。不要说运动神经了,就算是感觉神经、手或面部等敏感部位的神经损伤,也会对患者产生很大影响,所以需要注意。

①面神经颞支

● 在切除皮下肿瘤时容易损伤面神经颞支,如果损伤后恢复不好就容易留下面部变形或视野狭窄等后遗症,所以需要特别注意(图 A①)。

● 面神经颞支穿出腮腺上缘,通过鬓角和眉毛外侧缘之间至前额部。对于脂肪层比较薄的患者,面神经颞支走行于皮肤表面下 5mm 左右的深度,所以在剥离操作或灼烧止血操作时容易受损。特别是在颧弓上走行于浅层,所以需要认识到操作的危险性。走行部位附近的炎症后皮脂腺囊肿进行切除手术时,无论是切除还是止血都必须仔细。

神经损伤时 ————

> 除了面部的上半部分歪斜或不对称之外,还会出现眉毛无法上扬及上眼睑的皮肤遮住眼睛导致视野变狭窄。应该由专科医生进行神经缝合,但是很难判断是被切断了,还是暂时的损伤,即使进行了神经缝合也很难完全恢复,所以手术时需要谨慎,不要损伤到神经。

②副神经

● 副神经自胸锁乳突肌的后缘穿出,于后下方进入斜方肌的深面,走行于侧颈部的浅层(图 B②)。

● 有损伤副神经危险的手术包括切除脂肪瘤等皮下肿瘤或颈部淋巴结活检等。

● 副神经走行于浅层,类似淋巴结活检,从小切口进行操作,就不得不在深层且视野不好的情况下确认保留。如果沿皱纹的方向切开皮肤,手术之后的瘢痕一般比较美观,所以不要勉强切开得过小,建议切开得稍微大一些,再进行手术。

神经损伤时 ————

> 斜方肌麻痹,同侧的肩下垂,上肢的外展难以抬起到肩部以上,所以患者立刻就会注意到,日常生活能力水平明显低下。

③面神经下颌缘支

● 面神经下颌缘支从下颌角沿下颌骨下缘的方向走行(图 A③)。从颈阔肌开始沿深层走行,所以在皮脂腺

囊肿等皮下肿瘤的切除手术时基本不会损伤面神经下颌缘支。但是需要注意炎症后皮脂腺囊肿粘连颈阔肌,或脂肪瘤等位于比颈阔肌更深层的情况。

神经损伤时 ————

> 在下颌缘可以触摸到面动脉的搏动,这个搏动的中央侧(下颌缘支的远位)通常有若干分支走行,所以一个分支的损伤虽然会导致下唇暂时无法向下张开,但是大多数情况会在数月内恢复。但是面动脉外侧分支很少,所以大多数情况神经损伤无法恢复,需要特别注意。

④枕大神经

● 后枕部至后颈部在肌肉上走行的感觉神经有枕大神经(a)、枕小神经(b)、第 3 枕神经(c)和其他的皮神经(图 C④)。

● 在脂肪瘤或皮脂腺囊肿的切除手术或淋巴结活检的时候容易受损。☞ **小技巧 41(第 88 页)** 中有详细描述,因为这个部位的真皮又厚又硬,如果切开得过小会导致视野受限,难以切除肌肉上的肿瘤。上述神经中的一部分与粗的动脉伴行,所以如果动脉受损出血,在视野很差的条件下,搏动性出血很难止血,不停地灼烧止血会很容易灼烧到伴行的神经导致瘫痪。

神经损伤时 ————

> 患者主诉没有知觉或知觉异常,特别是知觉异常时常伴有疼痛,患者会非常痛苦,所以需要注意。

⑤眶上神经和滑车上神经

● 眶上神经从眼眶上缘穿出后,在前额部皮下略微呈放射状的分支向上行(图 D⑤)。切除皮下肿瘤或骨软骨瘤时有受损的危险 ☞ **小技巧 42(第 90 页)**。

神经损伤时 ————

> 因为无知觉区域会扩及头顶,患者会主诉"用梳子梳头也没有感觉"。并且,在不完全的损伤时患者也会有不适等知觉异常情况。

⑥耳大神经

● 于胸锁乳突肌表层从后往前向耳垂方向走行(图 A⑥和图 B⑥)。

● 临床上会引起耳大神经问题的是切除在耳垂后缘至耳根之间的肿瘤。这个部分经常会有发炎的皮

脂腺囊肿，炎症后进行切除时经常会和耳大神经粘连。

神经损伤时 ————

　导致耳郭(特别是耳垂部位)不敏感。患者会表示"感觉不到耳垂"。

⑦尺神经和正中神经

● 尺神经在肘部有短距离走行于浅层的部分(图E⑦)。肘部碰到桌角时，痛感会传至小拇指，产生酥麻的感觉，尺神经就对应着肘部的这个部位。另外需要注意，在手关节附近也有走行于比较浅层的部分。像割腕等在手关节附近有切割伤的情况，如果有搏动性出血，就可能是从尺动脉主干的出血，慌乱中止血就可能灼烧损伤到仅有一层膜相隔而伴行的尺神经。

● 会引起正中神经问题的是肘窝尺侧的采血或局部麻醉。在这个部位，正中神经与臂动脉伴行，走行于比较浅层的位置，所以在这个部位采血或局部麻醉的时候有被针刺伤的可能性。

神经损伤时 ————

　尺神经很少受损，但是在肘部尺神经切断后立刻进行神经缝合时，即使手指的感觉在一定程度上恢复，手肌内侧的麻痹很难恢复，会导致严重的问题。手关节附近损伤时也是如此，手肌内侧的麻痹无法充分恢复，所以要注意不要损伤尺神经。

　肘部的正中神经一般没有被切断的情况，但是针刺时痛感会沿手掌、拇指至无名指走行。根据情况不同，会存在长期的知觉异常。

⑧桡神经浅支和⑨指(趾)神经

● 桡神经浅支在手关节部位与桡侧头静脉伴行，有若干分支走行(图F⑧)。使用注射局部麻醉或输液的针刺神经，深层有坚硬的桡骨，所以损伤较大，经过一段时间，患者可能会抱怨知觉异常，所以需要注意。

● 另外，如果指(趾)神经阻滞时，注射麻醉的针损伤了指(趾)神经(图G⑨)，也有导致知觉异常的情况，所以指(趾)神经阻滞时不要瞄准神经进针，需要有在手部(或脚部)神经附近比较大范围浸润局部麻醉剂的意识。

⑩前颈部的神经

● 此外，在前颈部的深层有喉上神经、颈神经袢、喉返神经等神经。通常局部麻醉无法作用于上述神经，但是注射大剂量麻醉剂，随时间流逝可以浸润到深层部位进行麻醉，会出现呛咳等症状，所以需要注意。

⑪泪点与泪小管

● 距上下眼睑的内眼角5mm左右睑缘的睑结膜侧，上下眼睑有两个泪点，有吸收泪液、向鼻腔内排出的作用(图H⑪)。从泪点吸收的泪液向内侧走行，经过泪小管到达泪囊。眼睑部位受外伤时，会有泪小管断裂的可能，所以需要仔细应对。

结构损伤时 ————

　上下泪小管中主要起到吸收或排出泪液作用的是下眼睑的泪小管，所以如果下眼睑的泪小管断裂，就无法有效地吸收泪液，会导致眼部常常是充满泪液的状态。当怀疑泪小管断裂时，应在当天或第二天向专科医生(整形外科或眼科)咨询，在显微镜下使其吻合。

⑫腮腺管

● 腮腺管穿过面颊部的深部，开口于口腔内颊黏膜处(图H⑫)。因为其在深部走行，切除皮肤肿瘤或表浅的切割伤时几乎不会受到损伤，但是涉及深部的外伤时腮腺管就有可能被切断。腮腺管在面神经颊支主干的附近走行，所以会有这两种结构同时受损的可能。

结构损伤时 ————

　即使只缝合处理皮肤表面，数天之内形成腮腺瘘，可以看到唾液从创口裂开的部位流出。尽量通过专科医生(耳鼻咽喉科、整形外科)吻合腮腺管并且留置导管。如果无法吻合就应采取结扎处理。

在成为正式专科医生之前，新手外科医生在研修的医院做"外科值班"工作时有很多处理外伤的机会。其应当负责在次日移交给创伤专科医生之前的初级治疗，但是经常会困扰于如何更好地处理。任何受外伤的患者都希望"漂亮地愈合"，所以在第 3 章将讲述关于在初级治疗时至少需要做什么，以及如何操作就无法漂亮地愈合、会使患者痛苦、容易产生并发症等，应该避免操作的内容。

第 ❸ 章

外伤的处理

3

48 创口处理，治疗的黄金时间因部位而异

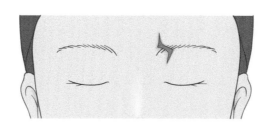

受伤时间已经超过 6 小时，还是缝合比较好。

受伤时间还在 24 小时以内，伤口清洗干净还可以缝合！

用软膏治疗吧，虽然会花费一些时间。

细致地缝合很耗时呀！

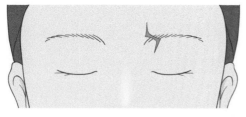

不缝合真好！

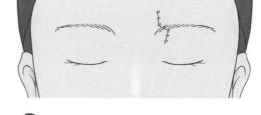

医生帮我精心地缝合了。

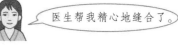

1 个月后

咦，瘢痕不够美观啊。

也没有感染，完美！

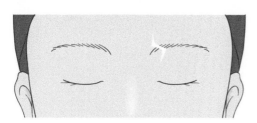

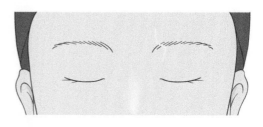

眉毛错位了，还有不长眉毛的地方……

瘢痕不明显，太好了！

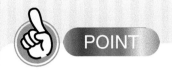

▶面部创口缝合的黄金时间是 24 小时,其他部位一般为 6~8 小时。

① 不缝合的保守治疗。 🅰 以小边距缝合。
② 眉毛错位,产生宽幅瘢痕。 🅱 漂亮的线状瘢痕。

讲 解

● 一般来说,创口一期缝合处理的黄金时间为 6~8 小时。超过这个范围,创口部位的细菌便会繁殖,由于封闭而容易导致感染。但是面部的血液供应较为丰富,所以不易发生感染,缝合的黄金时间大致以 24 小时为标准。

受伤 20 小时之后的创伤

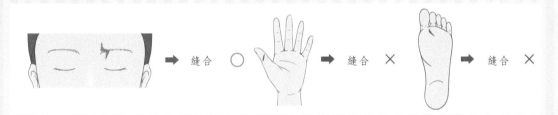

缝 合 ○ ➡ 缝 合 ✕ ➡ 缝 合 ✕

● 手脚被动物咬伤的创口,一些医生不建议缝合,但是在面部,一般缝合不会出现什么问题,只不过需要在缝合之前进行更充分的洗净,针距(缝合线与缝合线之间的间隔距离)稍大,根据不同情况可以插入彭罗斯型引流管确保引流。而且要向患者说明,如果发生感染的情况,就需要拆线打开创口。

● 超过黄金时间之后,一般创口也可以将创缘清创数毫米后缝合,但是在面部,即使创缘清创数毫米幅度也可能发生变形,所以不推荐在面部进行这样的操作。

● 若有细小的沙土等异物残留,会形成创伤性文身,混入的沙土大多很难以用肉眼观察到,所以如果怀疑存在这种情况时可以局部麻醉后刷洗。

49 面部外伤不适合真皮缝合时,以小边距进行一层缝合

到底要不要进行真皮缝合呢……听说外伤时不进行真皮缝合比较好呀。

先认真地洗净吧。

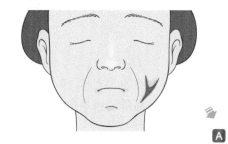

A 进行真皮缝合,但是稍微少缝一些。

① 紧紧地结扎线,不要松掉。

a 因为张力很大,皮肤全层都缝上,边距要小。

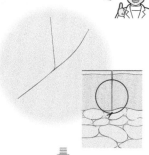

B 除三点缝合部位之外,平缓地缝合。

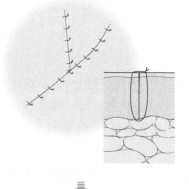

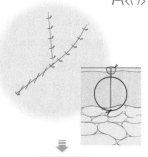

1周后

1周后

2天后

② 总算愈合了。

b 看起来不错,可以拆线了。

C 拆线后用胶带固定吧。

还有结痂,火辣辣地痛啊!

伤口已经不刺痛了。

咦?这样愈合得好吗?

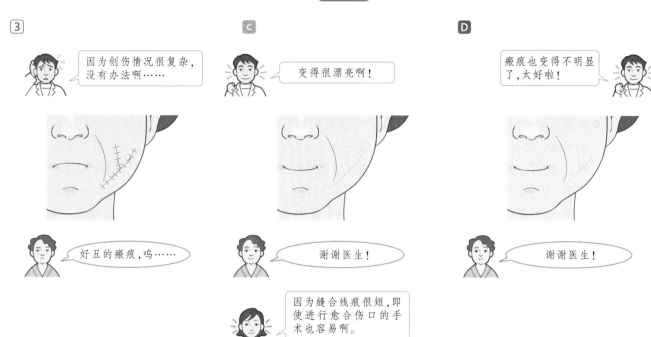

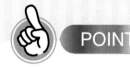

POINT

▶处理面部外伤,只要伤口没有被污染,就可以适用真皮缝合+表层缝合的二层缝合。
▶不进行真皮缝合时,以小边距一层缝合皮肤全层。

① 如果用大边距缝合,复杂的创缘很难对合。	ⓐ 以小边距缝合皮肤全层。	Ⓐ 进行真皮缝合。
② 还会残留结痂。	ⓑ 表面愈合较好。	Ⓑ 表层平缓地缝合。
③ 留下宽幅瘢痕和明显的缝合线痕。	ⓒ 有短的缝合线痕,但是不明显。	Ⓒ 没有创口裂开的危险,所以止血后可以尽早拆线,也可以用胶带固定。
		Ⓓ 没有缝合线痕的细瘢痕。

讲解

- 面部外伤只要不是单纯割伤的可活动部位,就可以适用胶带固定 ☞ 小技巧53、62(第116页、第134页)。

- 不是单纯一条线割伤或可活动部位用胶带固定后可能立刻脱落时,就需要进行缝合处理。

- 如果不是被严重污染的创口,是可以进行缝合的(活泼好动的儿童不适用),洗净创口之后也适用真皮缝合+表层缝合的二层缝合。这种情况可像手术闭合创口一样,表层以小边距平缓地缝合,也可以采用连续缝合。进行真皮缝合后几乎没有创口裂开的危险,所以缝合后的第二天或第三天,在确认出血止住后也可以改用胶带固定 ☞ 小技巧17(第36页)。但需要向患者说明,进行真皮缝合时有可能导致缝合线脓肿,确认患者还是希望可以愈合成漂亮的瘢痕,再进行操作比较好。

- 进行一层缝合时,以小边距用缝合针缝合皮肤的全层。这时如果像二层缝合的表层缝合一样只靠近皮肤表面缝合,可能会因为张力裂开或容易形成无效腔,所以要缝合到皮肤全层这一点非常重要。

- 面部外伤时应当避免以大边距进行一层缝合或褥式缝合 ☞ 小技巧02、06(第4页、第12页) ☞ 补充资料10(第53页)。如果以大边距缝合,再加上创口复杂,创缘很难对合,拆线时常形成结痂而无法漂亮地愈合。结痂的部位无法避免会形成宽幅的瘢痕,再加上大的缝合线痕,很难形成漂亮的瘢痕。并且,如果留下大的缝合线痕,日后即使患者希望修复,也很难取得满意的效果 ☞ 小技巧07(第14页)。

- 糖尿病或胶原病等患者,缝合线脓肿等感染的可能性更高,需要注意是否适用真皮缝合。

固定彭罗斯型引流管的侧端

补充资料 ⑱

彭罗斯型引流管可作为传导中心,在皮肤外科为了防止创口内产生血肿起到很大作用。如果形成了血肿就容易发生感染,大块血肿的压迫可能会导致皮肤坏死 ☞ 小技巧58、59、60(第126页、第128页、第130页)。引流管的固定常容易被忽视,如果固定引流管的正中间,就无法充分达到引流的效果(图1),所以应当尽量注意固定侧端(图2)。如果引流管插入的孔洞较大,手术之后就无法形成漂亮的瘢痕,所以也有将引流管弄细使用的情况,但是细的引流管难以有效引流,所以需要更加注意。筒状插入的时候如果一侧开裂,引流更容易起效(图3),在裂开侧的对侧开小洞会更加有效(图4)。

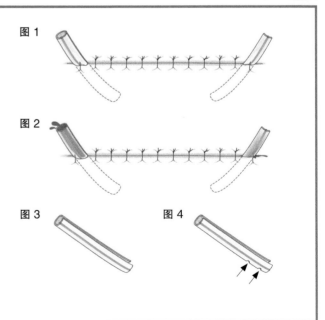

图1

图2

图3

图4

不明显但人为造成的奇怪瘢痕

补 充 资 料 ⑲

　　这里稍微讲述一些关于整形外科的内容。有时太过专注于手术的切开部位和方法,反倒会造成奇怪的瘢痕。这就是所谓的"人为造成的瘢痕"。

　　例如,切除脸颊部位的黑痣之后,如果采用重建 Limberg 皮瓣,可以减少切除额外的正常皮肤,但是脸颊会留下像北斗七星一样奇怪的瘢痕(图1)。即使正常皮肤的切除量更多,患者可能也希望用通常的梭形切除。另外,乳房女性化的男性患者进行皮下乳腺全切除手术时,一般的操作是沿乳晕边缘切开,这样可以使瘢痕不明显(图2)。但是,即使形成不明显的瘢痕,如果沿乳晕边缘的瘢痕被别人近距离看到,别人可能也会觉得这个瘢痕很奇怪。即使没有被人指出,患者也可能无法忍受被别人揣测。因此,不如索性在患者指定的完全不相关的地方切开(随机切开),这样形成了明显的瘢痕,但不是人为造成的奇怪的瘢痕,倒可能不太引人注意(图3)。

　　"不明显""不容易被看到"也是如此,所以选择手术切开部位的时候不要随意按医生的观点来进行选择,而是要与患者好好商量之后再决定,这一点很重要。

　　实际上,作者对于就诊时主诉为乳房女性化的51名男性患者说明乳晕缘切开和随机切开的优点及缺点并让患者选择的时候,双侧的情况下,30人选择乳晕缘切开,12人选择随机切开;单侧的情况下,3人选择乳晕缘切开,6人选择随机切开,结果显示双侧时选择乳晕缘切开的较多,单侧时选择随机切开的较多[1]。两种方式的并发症或术后满意度没有显著的差异,即使是乳晕缘切开的患者实际上也没有被人议论瘢痕。但如果出现被他人议论的情况,患者满意度可能会急剧下降。

参考文献

1) 植村法子, 岡崎睦, 森弘樹. 患者が選択する女性化乳房手術のアプローチ, 乳輪縁切開とランダム切開. 日本形成外科学会雑誌 2017 ; 37 (9) : 497-502.

图 1

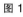

图 2

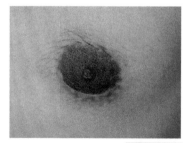

图 3

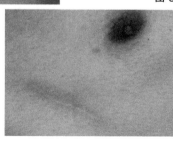

50 面部的挫灭伤，即使组织看似可以取掉，但还是应当在洗净后缝合到原来的位置

相当严重的外伤，口唇和耳朵也完全裂开了，脸颊的瓣状创口组织也快要脱落了。

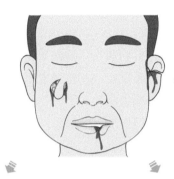

请尽量让面部伤口漂亮地愈合。

---

①

看上去快要脱落的组织会成为感染的原因，所以进行清创。

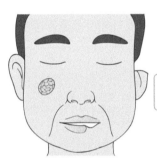

就这样去掉了，不知道是否妥当。

Ⓐ

看上去可以取下的组织也尽量保留，用生理盐水冲洗吧。

---

②

留下的组织也必须缝合啊。

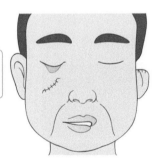

Ⓑ

总之，先缝合到原来所在的位置吧。

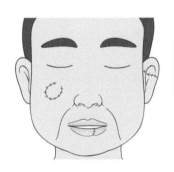

10 天后

1 个月后

---

③

认真地清创，所以很快就能愈合的。

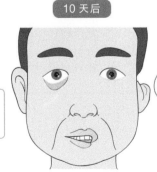

伤口很快愈合了，但是我这个样子，没法出家门啊。

Ⓒ

因为部分组织坏死而多花费了一些时间愈合，但结果很好。

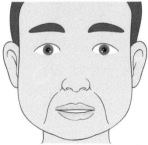

没有严重的变形，真是太好了。

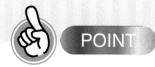

POINT

▶对于面部的挫灭伤,即使破裂严重和(或)看上去血流状况较差,但原则上是最小限度地清创后缝合回原来的位置。

▶如果组织缺损较多,就会变成明显且丑陋的瘢痕,面部组织的部位特异性高,所以很难重建。

① 对血流状况差的组织进行清创。

② 将组织缺损的部分强行对合缝合。

③ 组织缺损较多,面部变形严重。

Ⓐ 虽然血流状况看上去不佳,但应当用生理盐水清洗后尽量保留。

Ⓑ 缝合回原来所在的位置。

Ⓒ 虽然一部分组织坏死,但只有最小限度的面部变形。

讲解

●头部和面部的血流非常丰富,所以即使是细长的创口或看上去好像会形成坏死的挫灭伤,如果不进行清创便置于原来位置,可能也不会像担心的那样坏死。全层口唇或耳郭即使只有5mm左右的部分是连接着的,也有可能保留完整的结构。另外,一般在缝合之后3天左右,缝合处从血流良好的组织开始就可以恢复血流。

●面部外伤在最小限度的清创后,用生理盐水充分地洗净,原则上是哪怕只有一点儿存活可能性的组织也要先缝合回原来所在的位置。观察恢复的情况1~2周,只对坏死的组织随时清创。通常情况下到完全愈合需要花费一定的时间,但是应当重视将变形限定在最小的限度。

●如果将有坏死可能性的组织全部清创,组织的缺损就会变大,导致面部变形。面部组织的部位特异性高,所以即使皮肤看上去一样,但和身体其他部位皮肤的色调或性状都不相同,即便从身体其他部位进行移植,也大多会像拼布一样明显,影响美观。

●特别是口唇、眼睑、耳郭等部位,身体的其他部位没有与之性状或色调相似的组织,从其他部位移植重建非常困难,因为是无可替代的组织,所以应当尽量考虑保留。

51 口唇的贯通伤,只缝合皮肤一侧

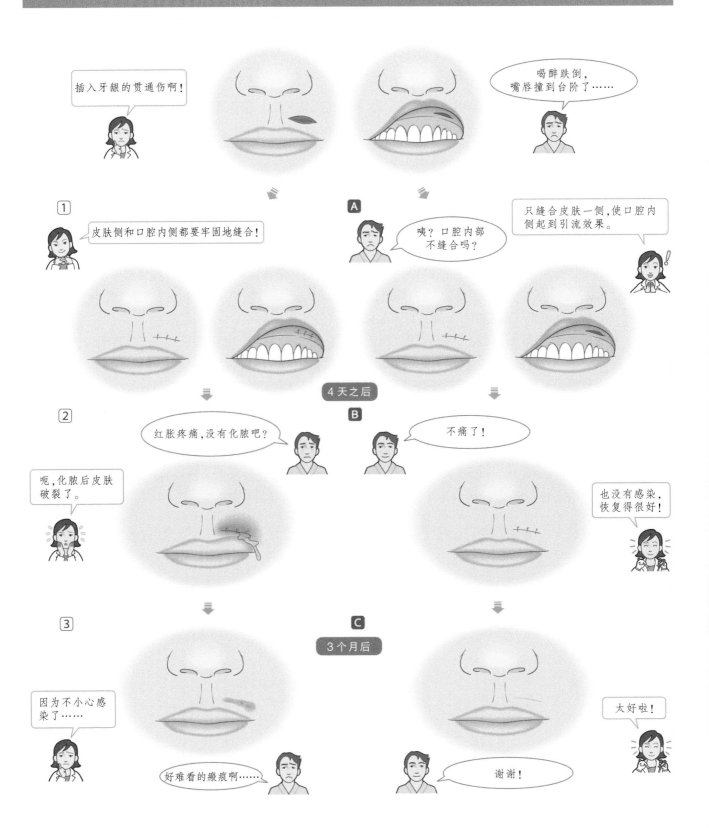

POINT

▶口唇的贯通伤在洗净之后,只缝合皮肤一侧,口腔内侧可以不缝合,保留开放。
▶即使化脓产生脓肿,口腔内侧也有引流作用,不容易恶化,皮肤侧不会破裂,减少感染的同时也可使口腔内侧愈合。

① 皮肤侧和口腔内侧都缝合。　　　Ａ 只缝合皮肤一侧,口腔内侧开放。
② 脓肿从皮肤侧破裂,流出。　　　Ｂ 即使感染,口腔内侧也有引流作用。
③ 留下丑陋的瘢痕。　　　　　　　Ｃ 皮肤侧愈合成漂亮的瘢痕。

讲解

● 在急诊经常可以看到跌倒后面部受到重创的口唇贯通伤病例,碰撞的部位和牙龈或牙齿之间包裹的组织损伤会全层挫裂。为了预防化脓使用生理盐水进行清洁,可以不缝合口腔内侧,而只缝合皮肤一侧创口。

● 在户外碰撞的创口处,皮肤表面和口腔内都会存在很多细菌,所以容易发生感染,如果口腔内侧也进行缝合,发生皮下感染时皮肤侧可能就会破裂排脓(如果向口腔内侧破裂则无大碍)。如果皮肤侧破裂连续数天排脓,不仅会对患者造成很大负担,而且会在口唇这种明显的部位留下丑陋的瘢痕。

● 比起口腔内不缝合而保留开放的状态,若在口腔内有效引流,感染很少会恶化形成严重的脓肿,所以可以不必担心皮肤侧破裂。当然,并不是说口腔内禁止缝合,但特别是像糖尿病等有易感染并发症的患者,口腔内不缝合比较安全。

● 处理之后,从当天开始就要进行口腔内清洁,向患者说明需要认真漱口。

对于轻微外伤患者,也一定要询问其是否服用过抗血小板药物或抗凝药物

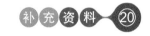

近年来随着老龄化社会的发展,预防医学的意识也在不断提高,服用抗凝药物或抗血小板药物的患者数量也在增加。服用这些药物的患者将很难止血,所以进行手术时一定要确认其是否服用相关药物。数年前,进行手术(即使是小手术)之前的数天(按药物的种类)就开始让患者停止服用相关药物来准备手术,近年来,做小手术的时候大多不停止服药就进行手术,目的是避免停药期间血栓导致脑梗死等严重疾病的发生。

服用抗血小板药物可能会导致每次切开新的部位时都很难止血。仔细地止血会在手术之后较少

出现出血或血肿等问题,有服用抗凝药物在手术中并未出现很难止住出血的情况,但也看到很多手术之后出血或血肿的病例,需要更加注意。

比起这些,处理急诊外伤的时候需要更加谨慎。即使是轻度的外伤,如果忘记询问患者是否服用抗凝药物或抗血小板药物,直接与没有服药的患者采取相同的处理方法,患者回家后就可能有出血不止的危险。对于轻度外伤的患者也一定要询问其是否服药,确认服药的情况时必须要慎重地应对,根据情况可以采取让患者留院观察等应对方法。

52 耳郭外伤,首先要牢固地对合耳轮

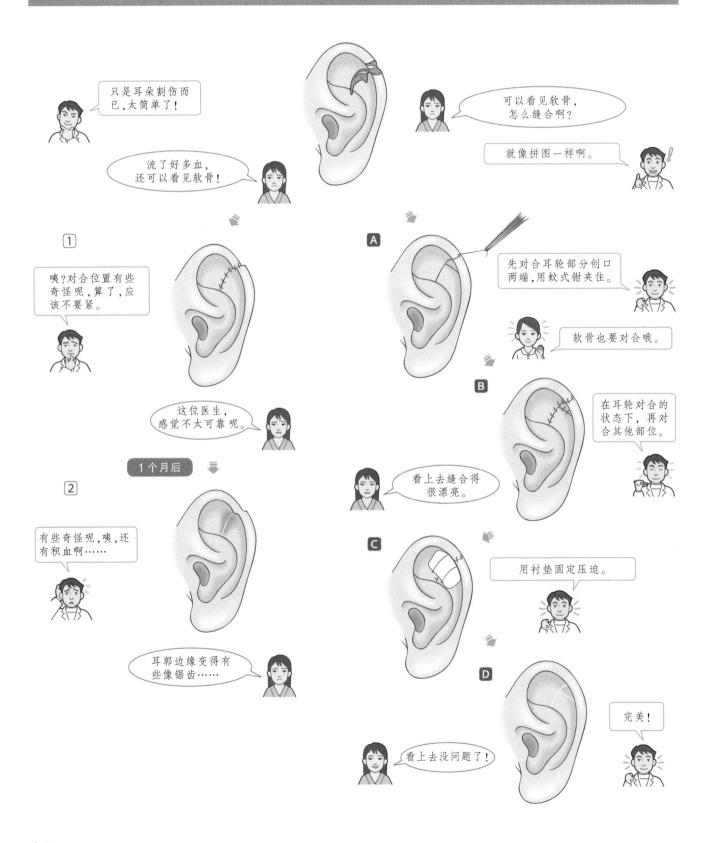

只是耳朵割伤而已,太简单了!

流了好多血,还可以看见软骨!

可以看见软骨,怎么缝合啊?

就像拼图一样啊。

1

咦?对合位置有些奇怪呢,算了,应该不要紧。

A

先对合耳轮部分创口两端,用蚊式钳夹住。

软骨也要对合哦。

这位医生,感觉不太可靠呢。

B

在耳轮对合的状态下,再对合其他部位。

1个月后

2

看上去缝合得很漂亮。

有些奇怪呢,咦,还有积血啊……

C

用衬垫固定压迫。

耳郭边缘变得有些像锯齿……

D

完美!

看上去没问题了!

POINT

▶耳郭的外伤应先对合耳轮的边缘,耳壳软骨也要缝合。

▶如果产生皮下血肿就会发生变形,所以要预防性地压迫。

① 从内侧认定一条线缝合。耳轮的边缘错位。
② 皮下产生血肿,形成错位的形状。

Ⓐ 先对合最外侧(耳轮边缘),用蚊式钳夹住线。
Ⓑ 缝合表面和内部。
Ⓒ 衬垫固定预防血肿。
Ⓓ 没有产生血肿,边缘整齐地愈合。

讲解

● 耳朵的血流非常丰富,即使是皮瓣状撕裂,只要仔细地对合缝合就基本不会发生组织坏死。

● 如果露出了软骨就需要注意,可能会引起软骨炎。

● 实际处理时,先将耳轮的边缘作为关键缝合线缝合,对合了全部的位置关系之后,再进行最小限度(最好能对合软骨的位置关系)的软骨缝合(6–0 单丝可吸收缝合线圆针)。

● 不要进行真皮缝合,应以边距 1~2mm、针距 3~4mm,使用 6–0 尼龙线进行皮肤缝合。锯齿形割伤的情况也要考虑对合到原位置后再缝合。耳郭外伤大多没有组织缺损,所以只需要最小限度的清创,尽量保留组织 ☞ **小技巧 49(第 106 页)**。

● 缝合之后将石蜡纱布片折成枕形,或用含少量生理盐水的棉球,按照耳郭前侧的形状填满,缝合处理后对血肿的预防非常重要。若有要脱落的情况,就用线固定住。如果发生皮下血肿,组织增生纤维化就会使耳郭变形(所谓的"柔道耳""饺子耳"),所以需要注意。

● 即使耳郭完全断裂,也可以通过吻合血管使耳郭组织存活,所以在耳郭完全断裂没有明显血流的情况时,需要交给整形外科医生处理。

就诊时抱怨之前主治医生的患者

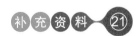

　　偶尔可以见到来自己门诊初诊的患者抱怨"之前看过的医生都不可靠"。但既然是作为患者来自己的门诊就诊,作为医生就没有"不结交、不来往即可"的选择。

　　就诊时抱怨之前医生的患者,即使其不满是合理的,但是能使其满意的标准也比较高,可能成为潜在的投诉者,所以应对此类患者时需要特别注意。询问就诊之前的经历,客观地判断这位患者的抱怨是否合理,如果抱怨是合理的,就回应患者的诉苦,若抱怨不合理也要让患者理解,作为医生会妥善处理。

53 儿童常见的前额或下颌部位的破裂创口,用胶带固定的优点

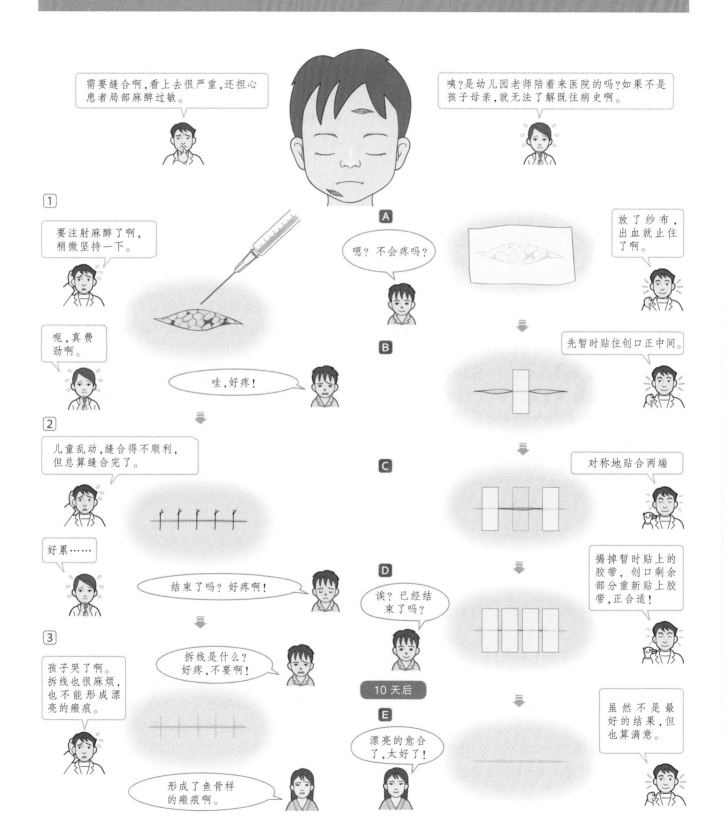

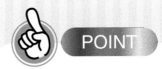

POINT

▶ 儿童常见的前额或下颌部位的破裂创口,比起缝合,选择用胶带固定更简单,不需要麻醉和拆线,这种方式的优点是不会留下缝合线痕,也可以避免局部麻醉剂的过敏等。

▶ 但是,微小的外部冲击也容易造成创口开裂,如果发生感染也会开裂,原则上是说明之后再采用这种方法操作。

① 为了缝合需要局部麻醉。
② 在儿童乱动的过程中一层缝合。
③ 拆线也较困难,容易留下缝合线痕。

Ⓐ 放置纱布,确认止血。
Ⓑ 张力很强时,先暂时贴住创口中间。
Ⓒ 在张力弱的状态下用胶带固定两端。
Ⓓ 揭掉暂时的胶带,贴住创口剩余部分。
Ⓔ 瘢痕略宽,但没有缝合线痕。

讲解

● 儿童前额或下颌部位的破裂创口在急诊中非常常见。如果想要缝合就必须进行局部麻醉,但是对哭闹乱动的儿童进行注射并不容易,也需要他人协助。另外,陪同来医院的大多数是幼儿园(或小学)老师,不是儿童父母,所以常常无法得知既往病史或家族病史等信息。

● 在这种情况下,不进行局部麻醉而用胶带固定处理的优点更多。其可以避免儿童乱动时局部麻醉注射的针头或缝合针扎到眼球等部位的危险,同时,与牢固地缝合相比,其不容易留下缝合线痕。胶带贴得松弛,瘢痕幅度就会稍宽,但是只要没有缝合线痕,将来也可通过瘢痕整形术消除 ☞ 小技巧 07(第 14 页) 。

● 放置纱布不久出血一般就能停止。在创缘有张力的情况下,先用胶带暂时贴住创口中间,待张力消除之后用胶带固定其他部分,一边揭掉暂时的胶带,一边在没有张力的状态下固定中间部分,不需要一次就完成贴合,消除张力的同时重新贴合即可。如果重叠着贴胶带,可能会出现胶带下出血创口裂开或者胶带脱落,所以胶带之间最好保持微小的距离。

● 在创口污染的情况下,需要在进行局部麻醉后洗净创口,但比起牢固的一层缝合,也可以采用胶带固定的方法,这种方式不容易留下缝合线痕,也不需要拆线。

● 用胶带固定时需要注意,术后早期即使只是轻微碰触,创口也有可能裂开,如果发生感染则会完全裂开,向患者充分说明之后再进行操作很重要。面部的血流丰富,会因泡澡导致再出血和创口裂开,所以术后 2~3 天内最好避免泡澡(可以淋浴)。

● 胶带固定之后注意不要下意识就涂抹软膏 ☞ 补充资料 22(第 119 页) 。另外,采用胶带固定的优点很多,但需要注意也有不适用的部位 ☞ 小技巧 62(第 134 页) 。

54 头皮破裂创口,需要在发根部最小限度地止血,并用皮肤吻合器缝合

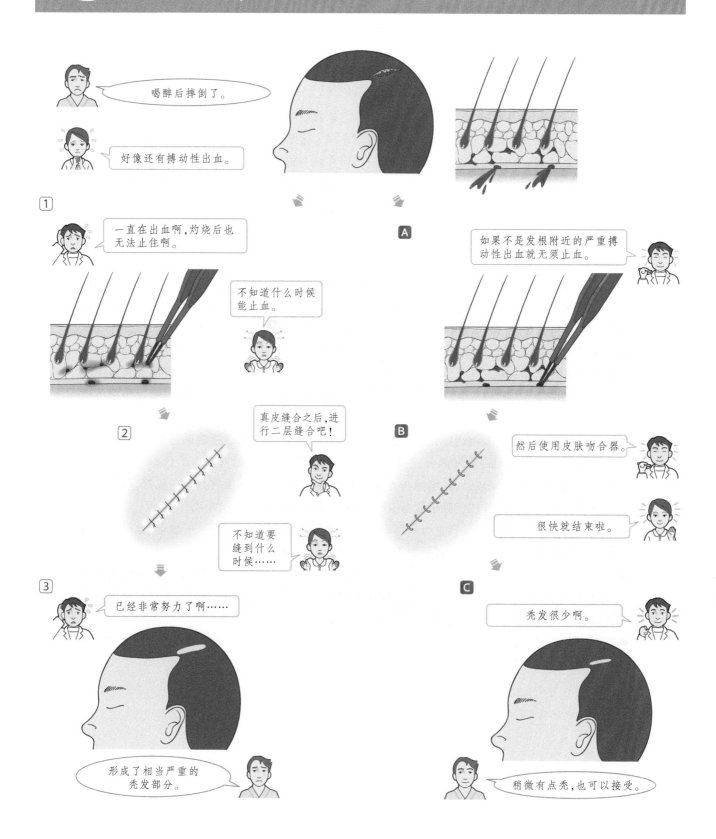

喝醉后摔倒了。

好像还有搏动性出血。

① 一直在出血啊,灼烧后也无法止住啊。

不知道什么时候能止血。

A 如果不是发根附近的严重搏动性出血就无须止血。

② 真皮缝合之后,进行二层缝合吧!

不知道要缝到什么时候……

B 然后使用皮肤吻合器。

很快就结束啦。

③ 已经非常努力了啊……

形成了相当严重的秃发部分。

C 秃发很少啊。

稍微有点秃,也可以接受。

POINT

▶对于头皮的破裂创口,只有在帽状腱膜附近出现搏动性出血时才需要止血,皮下发根附近的出血原则上基本不需要灼烧止血。

▶不要进行真皮缝合,只将表层用皮肤吻合器缝合。

① 包括发根附近在内,仔细地多次灼烧止血。
② 真皮+表层的二层闭合创口。
③ 留下宽幅的秃发部分。

Ⓐ 只对帽状腱膜附近的搏动性出血进行止血。
Ⓑ 用皮肤吻合器进行一层缝合。
Ⓒ 秃发部分较少。

讲解

● 头皮破裂创口只对帽状腱膜附近动静脉的出血点进行止血,皮下发根附近的出血点只要不是大量出血,原则上就可以不进行灼烧止血。因为发根附近的出血大多是从整个创口断面缓缓渗出的,如果将这些部位全部进行止血就会大范围烧伤发根部位。发根附近的出血除搏动性出血以外,用皮肤吻合器缝合即可止血。

● 缝合的原则是不进行真皮缝合,用皮肤吻合器进行一层缝合。只要创口没有被污染,在张力很强的情况下也可以用单丝可吸收线对合帽状腱膜层。如果进行真皮缝合,发根就会被大范围勒紧,由于缺血会伤害发根,可能会导致秃发的范围变大。同样的,如果细密地缝合表层,对发根的伤害就会加重,所以应当一边对合创缘一边用皮肤吻合器进行最少必要次数的缝合。

用胶带固定时意外的危险

补充资料 22

对于急诊的割伤,只要符合相应的条件,那么胶带固定就是非常便利的方式 ☞ **小技巧 53、62** **(第 116 页、第 134 页)** 。但即使条件适用,也有一点需要注意。急诊的医生用胶带固定割伤创口后,第二天患者到整形外科就诊时竟然发现胶带全部脱落,创口裂开了,觉得很意外。

是什么原因造成的呢?

仔细观察后发现,胶带的上面被涂抹了软膏。像用尼龙线缝合的时候一样,下意识地涂上软膏,但是胶带上面涂抹了软膏后肯定会脱落。用胶带固定时必须要注意,不能下意识地就涂上软膏。此外,还需要注意一点,鼻子部位的皮脂腺非常丰富,所以皮脂的分泌会带来和涂软膏同样的作用,用胶带

固定 2~3 天就会很容易脱落,所以需要特别注意 ☞ **小技巧 62(第 134 页)** 。

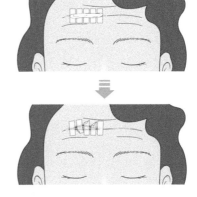

55 指尖皮肤缺损时，不要使用电凝刀灼烧止血，应将缺损的皮肤覆盖在原处

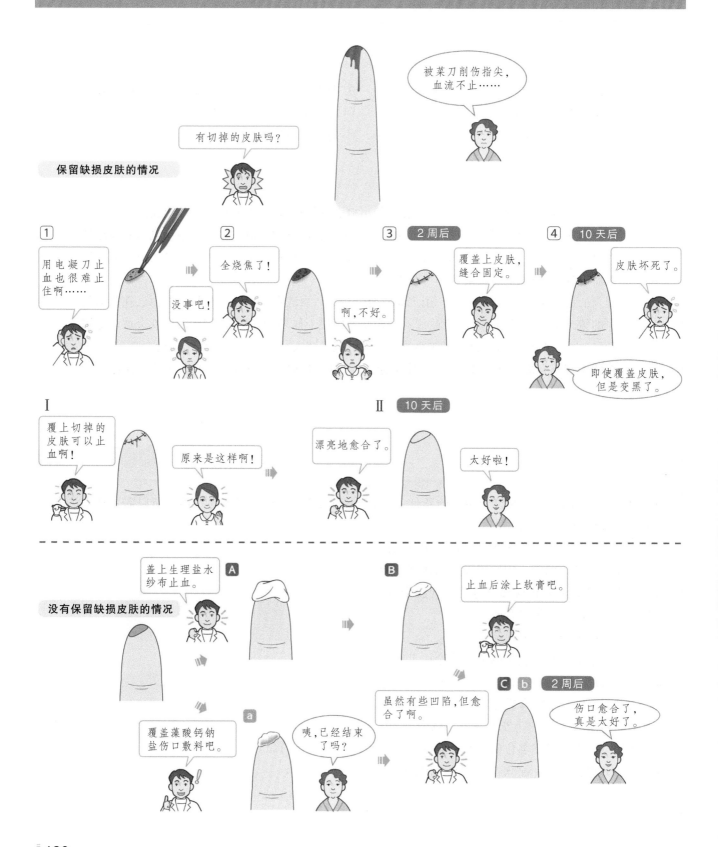

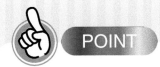

▶被菜刀削伤指尖的皮肤缺损部位不要使用电凝刀灼烧止血。将手臂抬高后自然就可以止血。

▶如果保留被切掉的皮肤,将其覆盖在缺损部位上就可以自然止血,缝合皮肤后就可愈合。

▶如果没有保留被切掉的皮肤,覆盖生理盐水纱布并将手臂抬高就可以止血。

▶缺损比较小的情况下,在缺损的部位覆盖上伤口敷料或用软膏保守治疗,创口愈合时可以变形较小地完成再上皮化。

1 用电凝刀(或双极电凝)止血也很困难。

2 止血部位变得焦黑。

3 覆盖缺损皮肤。

4 移植皮肤的部位焦黑坏死,所以很难存活。

Ⅰ 覆盖缺损皮片即可简单地止血。

Ⅱ 1周之后皮肤漂亮地愈合。

A 覆盖上生理盐水纱布等待止血。

B 涂上软膏。

a 覆盖上有止血效果的伤口敷料。

C b 2~3周后通过挛缩和再上皮化愈合。

讲解

●一些患者来看急诊是因为"指尖被菜刀削伤,出血不止",在大部分情况下,皮肤缺损的面积最多也就是 1cm²。即使用电凝刀等进行止血也很难止住,如果一直灼烧直到止血,可能会烧焦皮肤,变得乌黑。

●如果保留了被切掉的皮肤,将其覆盖在缺损部位上就可以自然止血。如果没有保留被切掉的皮肤,缺损部位不要止血,放上生理盐水纱布后几分钟就可以止血(其实很多情况是患者在创口部位包好纱布,来医院的时候已经止血了)。

●如果保留了被切掉的皮肤,就直接缝合固定在皮肤缺损部位,10天之后就可以使皮肤创口愈合。但是,用电凝刀等止血变得焦黑之后,即使放在皮肤上,移植皮肤的部位也会发生组织坏死,所以很难漂亮地愈合。

●覆盖缺损皮肤时,诀窍是不要缝太多针。血液在皮下淤积后皮肤就很难愈合,所以缝合固定时针数不要缝得过多,要有效引流(皮肤缺损大约是 6mm×10mm 时,最多缝 4 针)。

●如果没有保留被切掉的皮肤,那么有两种处理方法。一种是覆盖上藻酸钙钠盐等有止血效果的伤口敷料,将手指向上抬,创口部位即可止血。之后每 2~3 天来门诊观察创口部位的恢复情况。只要没有感染就可以保留伤口敷料(若未感染敷料就会固定在创口部位,不会轻易脱落;强行揭掉则会出血)。缺损不超过 5mm×8mm 的情况下,2~3 周之后确认通过挛缩和再上皮化的创口愈合。

●另一种方法是,用生理盐水纱布粗略止血的时候涂抹软膏,用硅胶纱布+胶带或非黏性伤口敷料覆盖。2~3 天后观察创口部位,再用软膏(+曲弗明喷雾剂)处理。这时出血停止,之后每 2~3 天清洗手指,反复进行同样的操作,2~3 周之后确认通过挛缩和再上皮化的创口愈合。

●当缺损大于 10mm×6mm 时,再上皮化需要花费更多时间,即使再上皮化之后皮肤也很脆弱,所以要与专科医生沟通,有些情况也可以从手掌等部位进行分层移植。

56 指尖切断厚度在 7mm 以内，皮片可以存活：慎重起见应除去脂肪并植皮

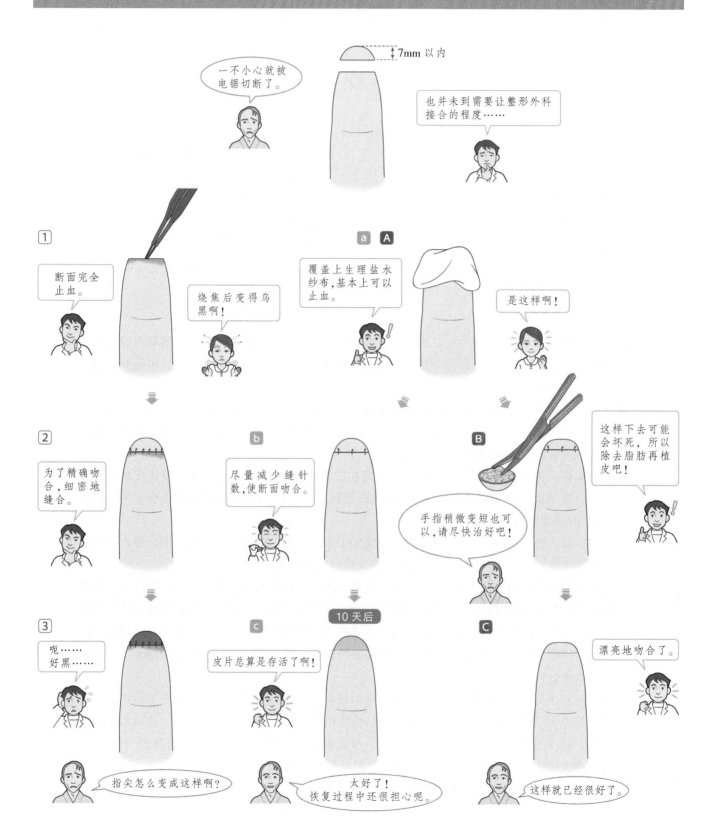

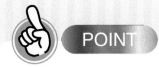

▶指尖部位的切断厚度如果在 7mm 以内就可以继续存活。为了更加保险,也可以选择除去脂肪后再进行植皮。

▶即使覆盖回原处、植皮,处理的诀窍也是除了搏动性的出血点之外不要止血,并且吻合表面时减少缝合针数。

1 断面全部灼烧止血。　　a A 断面覆盖上生理盐水纱布。　　B 除去脂肪再进行植皮。
2 仔细地缝合并固定。　　b 尽量减少缝合针数将吻合断面固定。　　C 手指虽然稍微变短,但
3 皮片全部坏死。　　c 皮片全部存活。　　是皮片存活较好。

讲解

● 指尖被切割掉的小部分皮片,厚度如果在 7mm 以内,通过适当的处理皮片是可以存活的。处理诀窍是最少限度的止血,尽量减少缝针数地吻合断面。

● 还要注意手术之后手臂应当抬高(手臂下垂后断面和切断皮片之间会产生血肿,毛细血管再生变差),在周围充分地涂抹软膏避免干燥,1 周左右时间不要更换纱布(为了使缝合部位的组织不要移动错位)。切掉的一侧如果连着骨骼也是同样的处理方法。

● 并不是说如果厚度在 7mm 以内皮片就一定能存活,但如果能尽早采取创口治愈的治疗(即除去脂肪再进行植皮),可以提高存活率。手指会稍微变短,但即使照原样复原皮片后存活也不可避免地发生一定程度的萎缩,所以经过一段时间后结果没有太大差异。

● 选择上述任何一种方法都需要向患者说明皮片存活率的不同和手指变短等问题,询问患者的意见,在取得同意后再进行手术。

● 断面一般会有大量出血,但即使是照原样复原再进行植皮的情况,也应当除了搏动性的出血点之外不要止血,这一点十分重要。灼烧止血部位为三度烧伤,毛细血管再生必然会变差。

● 毛细血管的吻合或血管再生不是从断面整体均等再生,而是以皮肤或皮下为中心。如果缝合的针数过多,就会导致血液无法引流,妨碍血管再生,所以处理诀窍是只以必要的最少针数完全吻合断面。

● 大约 1 周后拆线观察,如果没有变黑或萎缩等现象即表示皮片存活了。

● 如果切断的厚度在 8mm 以上,即使照原样缝合,存活的可能性也非常低。通过显微手术可以使血管达到能够吻合的长度,所以请与整形外科医生商量对策。

57 手指外伤，不进行灼烧止血而直接缝合

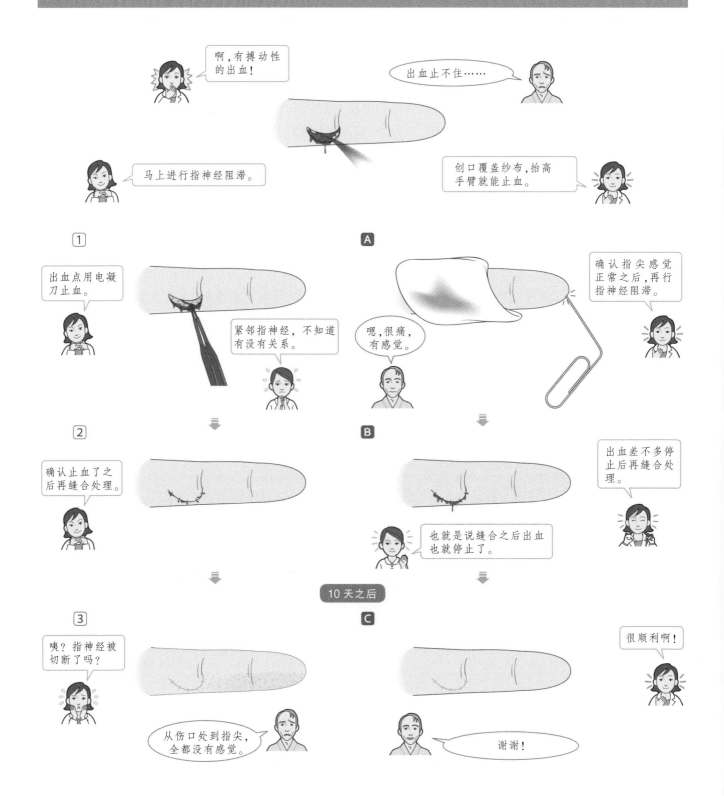

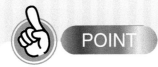

- 手指的挫伤有搏动性出血的情况下,如果用电凝刀(或双极电凝)止血,伴行的指神经也有被灼烧的可能性。
- 即使有搏动性出血,覆盖上生理盐水纱布后将手臂抬高,很快就可以止血,之后再进行缝合即可。
- 手指的麻醉要在评估手指的知觉之后,在手指基部的一侧进行麻醉。

1 在评估知觉之前慌乱地进行麻醉，用电凝刀或双极电凝灼烧止血。

2 缝合处理。

3 从手指止血的部位到末梢丧失知觉。

Ⓐ 指神经阻滞之前,评估手指的知觉。

Ⓑ 缝合处理。

Ⓒ 创口愈合,也没有丧失知觉。

讲解

- 菜刀或美工刀等造成的手指切伤或挫伤在急诊是常见的外伤。特别是创口在手掌一侧的情况,有时可以看到由于指动脉的损伤导致出现搏动性出血。如果慌乱地使用电凝刀或双极电凝灼烧止血,与指动脉伴行的指神经也可能会被灼烧,所以需要注意。即使指神经没有被切断,灼烧神经也会导致丧失知觉。
- 手指即使有搏动性出血,背侧的静脉被切断,只要覆盖上纱布并抬高,很快就可以止血,之后再进行缝合处理即可。
- 如果灼烧到指神经,第二天之后专科医生缝合神经的时候,会因为被灼烧的神经部位需要进行清创而导致长度不够,手指的知觉无法很好地恢复。
- 手指部位的麻醉原则是使用不含肾上腺素的利多卡因,通过指神经阻滞来麻醉整个手指,但是需要在进行麻醉之前评估指神经是否被切断。患者表示"有知觉"并不能证明神经没有受到影响 补充资料 27(第 152 页)。如果患者怀疑神经或肌腱被切断,建议去咨询专科医生并接受诊疗。夜间等专科医生无法立刻诊疗时,首先要闭合创口,第二天再接受诊疗。虽然不到分秒必争的程度,但不论是神经切断还是肌腱断裂,越早缝合效果越好。
- 有时也会出现即使手指勉强还连着,但两条指动脉被切断,指尖没有血流的情况。在这种情况下,如果灼烧止血从中枢侧指动脉的出血,转诊到专科医生那里进行动脉吻合(再连接)时就会导致动脉变短而需要血管移植,增加手术的难度。所以不要进行灼烧止血,覆盖上纱布之后将手臂抬高,自然止血的同时转诊患者。

58 四肢的撕脱伤要注意撕脱的深度

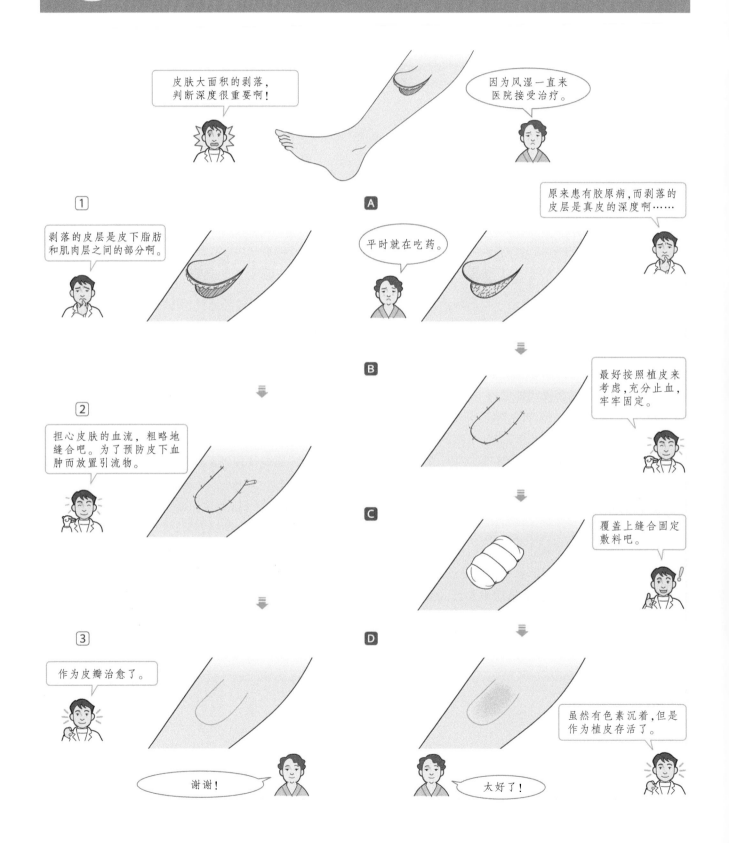

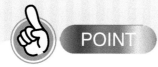

POINT

▶ 跌倒等动作可能会造成四肢类似剥落的皮肤损伤(撕脱伤)。撕脱的位置大多数是皮下脂肪层和筋膜之间。

▶ 高龄或由于胶原病等长期使用类固醇的患者,皮肤较为脆弱,会出现更浅层的真皮层撕脱。

▶ 确认皮肤撕脱深度,采取适当的治疗处理非常重要。

1 皮肤撕脱伤大多数是在筋膜以上的位置。

2 若皮肤大面积剥落,就会血流不足。不要过分地缝合也是要点。

3 作为皮瓣愈合。

A 比较浅层的真皮层的撕脱伤更容易发生于高龄或长期使用类固醇的患者等皮肤脆弱的人群中。

B 为了不错位,牢牢地固定非常重要。血肿是导致皮肤不能存活的原因。

C 使用缝合固定敷料等也是好方法。

D 作为植皮存活。

讲解

● 对于四肢的撕脱伤,大范围撕脱的皮肤容易引起血流障碍,应当谨记这一点来处理。处理的策略要确认剥落的深度之后再决定。

● 通常的撕脱伤,最好将剥落的皮肤作为皮瓣来处理。当有明显的严重污染或明显的坏死时,清创后再缝合剩余的皮肤。注意要考虑血流,不要过度缝合,也不要压迫处理,同时应考虑留置彭罗斯型引流管等问题。

● 高龄或长期使用类固醇等皮肤脆弱的患者易形成比较浅层的撕脱伤,最好将剥落的皮肤成分作为植皮来处理。因为无法留置引流物,所以充分地止血并牢牢地固定非常重要,有时也可以考虑使用缝合固定敷料。

● 无论是哪一种情况,手术后创口部位的静养对于创伤的愈合都十分重要。如果是活动性大的部位,必要时可以考虑用夹板固定。下肢的情况,行走也可能是导致血肿形成的原因,所以有时也需要住院观察恢复情况。

● 较薄的剥落皮肤治愈之后反而容易引起肿胀的丑陋瘢痕变形(trap door 变形)。而作为植皮的伤口治愈的情况,皮肤的感觉也会和受伤前不同。事先向患者说明关于这种可能的变化,可以减少不必要的麻烦。

● 即使非常小心地处理,大多数情况也会残留部分溃疡。这种情况有可能需要一段时间的软膏治疗或追加再次手术,应事先向患者说明。

59 四肢大面积的皮下血肿，如果不处理会导致大范围的皮肤坏死

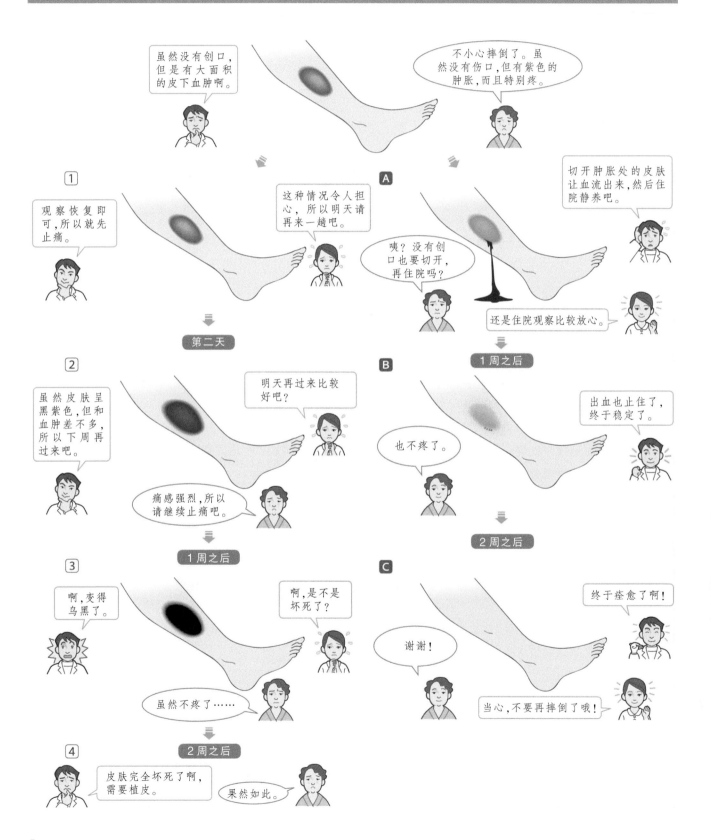

POINT

> ▶四肢部位没有创口的大面积皮下血肿,如果不处理就有皮肤坏死的可能。
>
> ▶为了防止血肿扩大,应建议患者住院和静养治疗,根据患处的状况,可以采取切开、除去血肿等压迫疗法。
>
> ▶如果血肿部位变黑却仍然只观察恢复,就会有形成弥散性血管内凝血(DIC)的危险。

* 虽然没有创口,但是有大面积的皮下血肿的情况。

① 没有创口,所以不做特别处理。 　　Ⓐ 部分切开排出血肿并压迫。

② 观察恢复过程。 　　Ⓑ 出血停止,皮肤存活。

③ 皮肤坏死。 　　Ⓒ 留有较小的瘢痕,但是完全治愈。

④ 需要清创和植皮。

讲解

● 对于四肢部位没有创口的大面积皮下血肿,持续出血可能会导致皮下血肿面积扩大。特别是前臂、小腿的情况,血肿的压迫导致皮肤血流障碍,血肿处的皮肤有大范围坏死的可能性(图1)。

● 如果有创口,应从创口有效引流,压力上升受到限制,但是出血量会变多,所以对于四肢(特别是前臂、小腿)的大面积血肿的情况,无论是否有创口都建议住院治疗。

● 一旦形成血肿,如果由于压迫导致止血不起效,血肿有持续扩大的趋势,那么就应当部分切开,排出血肿之后再采取压迫疗法。如果仍然出血,那么就在施加麻醉的状态下扩大切口,确定出血点之后止血。大部分情况下即使不采取这个步骤,只须排出血肿,压迫并抬高患肢就可以止血。

● 因胶原病长期使用类固醇的患者,组织或血管更加脆弱,血肿常常会恶化。并且近年来随着老龄化社会程度的增加,使用抗凝药物、抗血小板药物的患者人数增加,这部分人群也很难止血,所以如果看到血肿,就应该详细地询问既往病史,同时不要抱有轻视的想法 ☞ 补充资料20 (第113页)。

● 虽然比较罕见,但是也需要知道,如果出血波及筋膜下,就有可能引起筋膜间隙综合征;此外,即使皮肤没有坏死,长时间不处理血肿也可能形成 DIC。

图1 近80岁的女性,在家附近跌倒,左腿小腿受到重击,产生血肿。前往附近医院的急诊就诊,但是被告知在家冷却疗养后就回家了。因为没有好转的迹象,所以在受伤11天后再次到医院就诊。(a)再次就诊时(受伤11天后);(b)就诊当天实施了切开、除去血肿的治疗;(c)血肿部位的皮肤大范围坏死(受伤19天后)。

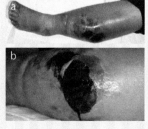
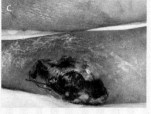

60 高龄或长期服用类固醇患者的四肢瓣状创口,因为皮肤过薄,所以不需要细致地缝合而是并用胶带

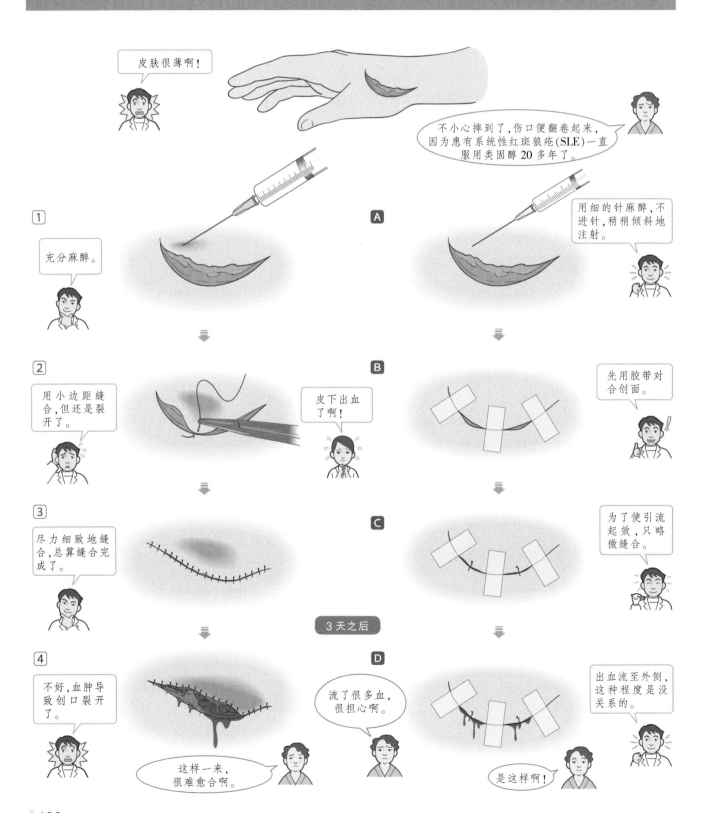

皮肤很薄啊!

不小心摔到了,伤口便翻卷起来,因为患有系统性红斑狼疮(SLE)一直服用类固醇 20 多年了。

1 充分麻醉。

A 用细的针麻醉,不进针,稍稍倾斜地注射。

2 用小边距缝合,但还是裂开了。

B 皮下出血了啊!

先用胶带对合创面。

3 尽力细致地缝合,总算缝合完成了。

C 为了使引流起效,只略微缝合。

3 天之后

4 不好,血肿导致创口裂开了。

这样一来,很难愈合啊。

D 流了很多血,很担心啊。

出血流至外侧,这种程度是没关系的。

是这样啊!

130

POINT

▶ 高龄或长期服用类固醇患者的四肢瓣状创口,与漂亮地愈合相比,采取真正容易治愈的处理方法更重要。

▶ 麻醉注射时应选用较细的针,不进针、稍稍倾斜地注射,麻醉创缘。为了使引流起效,以稍大的边距留出间距缝合。

▶ 如果有张力,缝合时皮肤就会容易裂开,所以用胶带对合创面之后再缝合也是有效的方法。

① 用 23G 针注射,充分地进行局部麻醉。
② 以小边距缝合,但缝合后创口裂开。
③ 针数多、细密地缝合。
④ 瓣状创口下血肿导致缝合裂开。

Ⓐ 用 27G 针注射,只有针尖进入创缘进行局部麻醉。
Ⓑ 先使用胶带对合创面。
Ⓒ 以稍大的边距、略微地缝合。
Ⓓ 血液没有淤积,缝合处也没有裂开。

讲解

● 高龄或长期服用类固醇患者的四肢瓣状创口一般有两种类型,在本书的 ☞ 小技巧 58(第 126 页) 已经叙述过。对此类患者,创口皮肤非常薄或者快要裂开时,与漂亮地治愈相比,采取真正容易治愈的处理方法更重要。

● 上述患者通常血管也很脆弱,容易破裂出血,局部麻醉注射时一般使用 27G 的细针,不进针、只在创缘稍稍倾斜地麻醉即可。如果局部麻醉使用 23G 的粗针进针,甚至会造成皮下的血管破裂,产生皮下出血,之后可能导致血肿。

● 在大多情况下,不进行局部麻醉而只贴胶带的处理方法,也可以充分达到目的(图 1)。

● 此类患者即使是以小边距缝合,皮肤也很容易裂开。尽管如此,如果从一端按顺序缝合,一般也可以封闭创口。但是如果过分细密地缝合,就会造成皮肤边缘血流障碍,由于瓣状创口的皮下出血无法引流而导致血肿,2~3 天后缝合创口可能裂开, 即使没有裂开也会由于瓣状创口皮下压力增高造成血流障碍,会有瓣状创口全部坏死的危险。

● 在这种情况下,应当以稍大的边距缓缓地对合,为了使引流起效,最好留出间距缝合。如果加用胶带固定,可不以"点"而以"面"来对合皮肤,所以用胶带固定几处后,留出间隔,然后缝合间隔,也是一种有效的方法。在脂肪层剥落的情况下,也可以采用插入彭罗斯型引流管使引流起效的方法 ☞ 小技巧 58(第 126 页)。

● 类似的四肢瓣状创口,与只要 1 周就完全治愈的处理方式相比,采用先用 1 周时间确保瓣状创口存活,之后再用 1~2 周时间治愈稍有裂开的创缘的方式效果会更好。

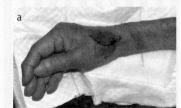
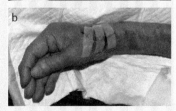

图 1　高龄患者的瓣状创口(a)和使用胶带对合"面"的方式(b)。注意,为了使引流起效,胶带与胶带之间应留出间隔。

61 取出手掌或脚掌的异物时，简单地以小切口切开是最糟糕的处理方式

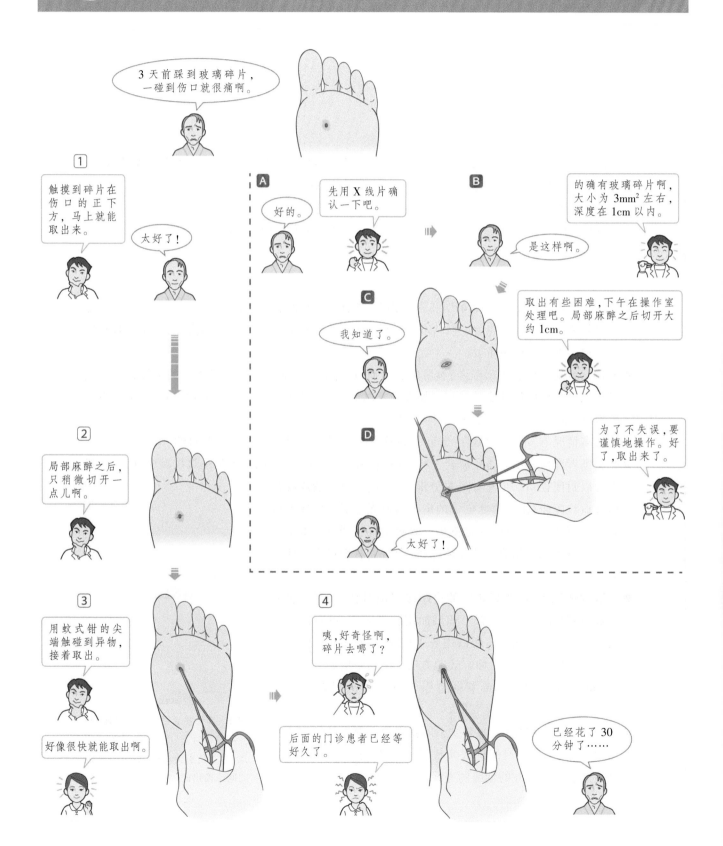

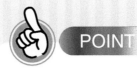

▶取出手掌或脚掌的异物时常常很难顺利进行,所以不要在门诊进行简单的操作,最好另外选定时间和地点进行处理。

▶特别是透明的玻璃碎片等不容易找到的异物,要用X线片确认所在位置,在设有无影灯的操作间处理,在延长切开创口之后,使用小肌肉拉钩拉拽的同时,谨慎地取出。

1 触摸到异物在皮下,想要简单地取出。

2 略微切开。

3 用蚊式止血钳寻找玻璃碎片。

4 很难找到。

A 拍X线片,确认异物存在和具体位置。

B 在X线片中找到碎片。

C 不在门诊操作,另外选定时间和地点处理。

D 用肌肉拉钩拉拽的同时慎重地寻找碎片。

讲解

●取出手背或脚背的异物与取出手掌或脚掌的异物相比,难度完全不同。手掌或脚掌的皮下脂肪较为特殊,皮层较厚,且坚硬的纤维性组织纵横交错,所以寻找脂肪层的异物常常很困难。应该知道,特别是在手掌或脚掌的脂肪组织内寻找透明的玻璃碎片是相当困难的。即使触摸到异物在皮下,看上去好像可以简单地取出,但是如果想从小切口用蚊式止血钳等在剥离脂肪层的同时取出异物,可能会很难找到,就算止血钳的尖端碰触到了异物,也有可能找不到。

●大多数玻璃碎片可以在X线片中显示出来(图1),所以首先要拍摄X线片,确认是否有玻璃碎片进入,以及异物数量和大概位置。

●在门诊想要从伤口中简单地取出异物,可能花费30分钟也找不到,停止门诊处理的情况也并不少见。所以建议另外选定时间,在设有无影灯的操作间进行处理。取出时一定要延长切开创口,用肌肉拉钩等确保术野的同时谨慎地寻找。

●在大多情况下,木头碎屑无法在X线片中显示出,但和玻璃碎片不同,因为木头碎屑是不透明的,所以能比较容易地找到,但手掌或脚掌仍要注意。木头碎屑会自然破碎分散,所以需要注意不要残留。

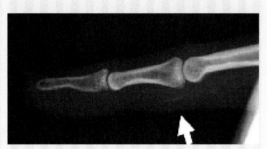

图1　玻璃碎片在皮下显示出(箭头所示)。

62 不适用胶带固定的部位：外伤和手术创口

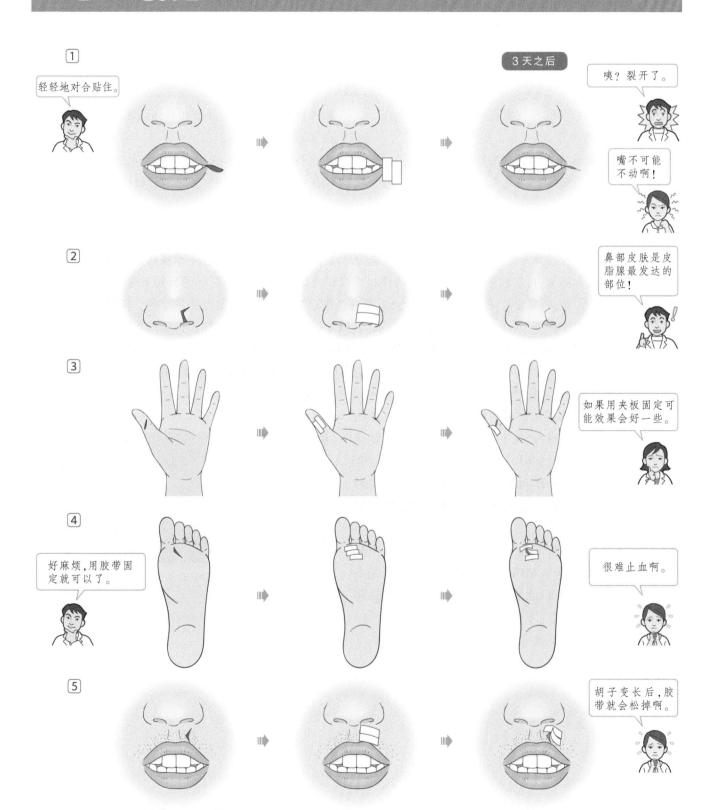

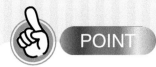

> ▶容易被污染的部位、关节部位、负重部位、长毛发的部位、游离缘不要用胶带固定,应当进行皮肤缝合。

1 口唇边缘经常活动且容易污染。
2 鼻孔边缘由于油脂、鼻涕等容易使胶带脱落。
3 关节部位经常活动,容易使胶带脱落。
4 负重部位容易使胶带脱落。
5 长毛发的部位容易使胶带松动。

讲解

● 如果符合条件,不进行皮肤缝合,而只用胶带固定就可以得到很好的结果,特别是儿童外伤的情况,可减少患儿和医生的压力 小技巧53(第116页)。但是也有不适合用胶带固定的部位。

不适用胶带固定或合成皮肤表面黏合剂的部位

(1)容易被污染的部位(阴部、口唇、鼻部等)。
(2)长毛发的部位(眼睑、头部等)。
(3)经常活动、容易错位的部位(关节部位、负重部位)。
(4)游离缘(唇缘、眼睑缘等)。
用于上述部位时,胶带容易剥落,或是错位愈合,会产生严重影响,所以建议进行皮肤缝合。

由于头部的外伤而怀疑是面部骨折的情况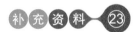

夜间在急诊室,因为交通事故或跌倒、打架等造成的头部外伤,经常会遇到怀疑为面部骨折的情况。在这里讲述当附近没有整形外科医生时应如何应对。

首先要知道,除了下述的眶底骨折以外,面部骨折本身不是适用紧急手术的病例。在诊疗可能是面部骨折的严重外伤患者时,要进行全身的诊察、确认生命体征,以及确认是否有头部外伤导致的颅内病变、面部深层的大出血,以及有无眼科的外伤。即使有开放性骨折,仅仅是面部骨折并不适用紧急手术,应洗净之后缝合皮肤,第二天去专科医生处就诊即可。可能需要紧急手术的骨折包括伴有眼外肌严重凹陷的眶底骨折。若是年轻人眶底骨折,眶底骨不会"啪"的一下折断,而是像小树一样略微地变形,主要是下直肌凹陷。这种情况的特征性表现是眼球变得完全无法上移,患者会诉说感到严重的恶心。在这种情况下,如果没有在早期进行手术,复位眼外肌凹陷,可能会导致持久性的眼球运动障碍,所以需要紧急送到整形外科接受治疗。

进行夜间或公休日外科值班的影像检查时,即使为排除头部外伤引起的脑内病变做了CT检查,但如果怀疑是面部骨折,一起扫描面部会有助于确认。而且不只要扫描通常的水平位,也要扫描冠状位,评估包括眶底骨折的各种面部骨折都会变得更容易。如果做脑CT检查却不扫描面部,或者仅扫描水平位却不扫描冠状位(第二天也能够重建其他平面系统的情况除外),第二天需要患者重新做一次CT检查,可能会引起患者的不满。

63 手掌或脚掌的缝合处理，不要被只有角质层的创缘所欺骗

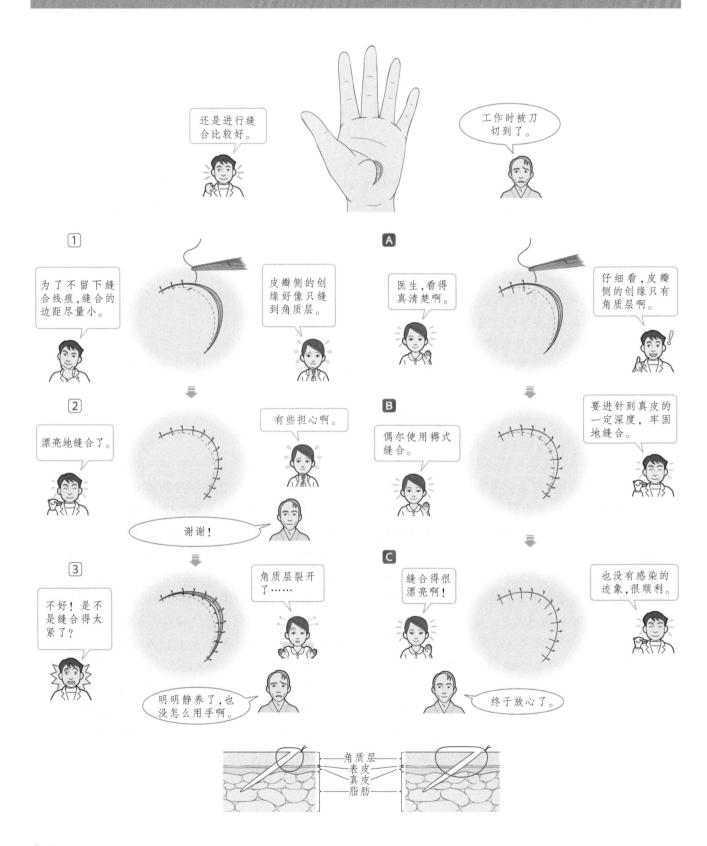

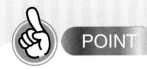

POINT

▶做手掌或脚掌的缝合处理时,要仔细地观察创缘,注意不要只将线缝到角质层的部分。

▶手掌或脚掌的皮肤角质层很厚,所以斜着切开时,创缘深度大多只到角质层。

▶只有角质层的部分是略微透明的,含有真皮的部分是白色的。

① 皮瓣侧的创缘只进针到角质层。　　Ⓐ 两侧的创缘同时以都含有真皮的厚度缝针。

② 缝合之后,当时没有问题。　　Ⓑ 偶尔使用褥式缝合。

③ 角质层断裂,创口裂开。　　Ⓒ 角质层的一部分断裂,但是创口没有裂开。

讲解

●手部的切开创口常常是以皮瓣状的形式切开,断面是斜着切开的。

●手掌或脚掌的角质层很厚(图1),所以断面斜着切开的创口有时创缘只有角质层,不包含真皮层。在这种情况下如果不仔细观察而只缝合到角质层,数天后角质层可能会裂开,缝合线也断掉,创口裂开。

●仔细观察创缘,可以看到只有角质层的部分是略微黄色透明的,如果含有真皮则可以看到白色。进针到含有能看到白色的真皮缝合非常重要。

●如果斜着切开的程度很深,只有角质层的部分扩大,表层就会变得难以对合。因为手掌或脚掌的瘢痕不明显 ☞ 小技巧 20(第 42 页),所以边距稍微大一些也可以,进针到能看到白色的真皮,牢固地缝合。如果创缘难以对合,偶尔也可以使用褥式缝合 ☞ 小技巧 20(第 42 页),根据情况,如果切除一部分创缘只有角质层的部分,创缘就会比较容易对合。

●到拆线为止大约有 2 周的时间(负重部位恢复时间会更长),这时只有角质层的部分会消失,表面看上去会产生高低差的情况,但是表皮和真皮的组织没有问题,经过一段时间角质层变厚,高低差消失,创口漂亮地愈合。

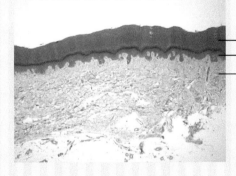

角质层
表皮
真皮

图 1　脚掌的皮肤断面(HE 染色)。

64 创口敷料的使用要点

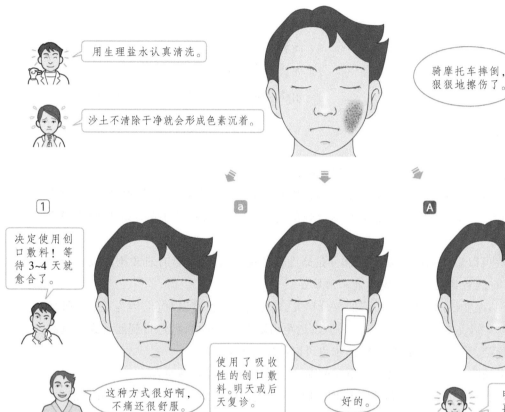

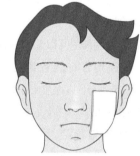

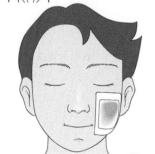

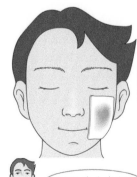

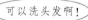

POINT

▶区分使用创口敷料非常重要。

▶擦伤是污染性创口,所以贴上非吸收性创口敷料并保持 3~4 天会有细菌繁殖并且流出渗出液,患者会感到明显的不便或不适。

▶擦伤时使用吸收性非黏附性创口敷料,或者暂且使用传统的软膏+硅胶纱布+纱布,1~2 天后到整形外科或皮肤科就诊。

1 贴上非吸收性创口敷料,告知患者保持数天。
2 感染,流出渗出液。

a 贴上吸收性非黏附性创口敷料,告知患者 1~2 天后再次就诊。

b 没有渗出液流出,取下时也不疼。

A 用软膏+硅胶纱布+纱布保护,告知患者 1~2 天后再次就诊。

B 没有渗出液流出,取下时也不疼。

讲解

●近年来,市场上销售的创口敷料种类越来越多,但是比较吸收性和 Ag 等添加物情况并区分使用创口敷料是非常重要的。

●对于急诊时的擦伤处理,有时可看到医生为患者贴上非吸收性创口敷料,并告知患者"保持 3~4 天即可"。但是即使当时贴牢了,3~4 天后患者来门诊的时候也会有细菌增殖、渗出液从伤口敷料松动的地方流出的情况。对于居家治疗定期来医院的患者来说,流出化脓的渗出液污染衣服或寝具等会产生极其不适(特别是面部创口),外伤创口由于密闭产生感染,也可能导致延迟愈合。

●像手术创口一样清洁的创口,有时也可以贴上创口敷料后保持数天。但是外伤创口是污染性创口,应当理解其根本的区别。

●适用非吸收性创口敷料维持湿润环境的情况并不多。

●即使要使用创口敷料,也应选择不会黏住创口、可吸收渗出液的非黏附性创口敷料(图 1)。如果没有合适的创口敷料,使用传统的"软膏加上避免粘连的硅胶纱布和普通纱布"也是有效的治疗方法。

●污染性创口的长期放置会引起感染或渗出液流出,所以 1~2 天后应到整形外科或皮肤科就诊。

●此外,擦伤时如果沙土残留在真皮,之后就会留下像文身一样的色素沉着,所以需要用生理盐水认真清洗。此时真皮的出血就会停止,所以不需要用电凝刀等进行灼烧止血 补充资料 15(第 77 页)。

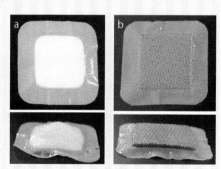

图 1 吸收性非黏附性创口敷料的示例。(a,b)使用前(上)与吸收了水分的状态(下)。

65 处理嵌甲时，不要只切掉趾甲角

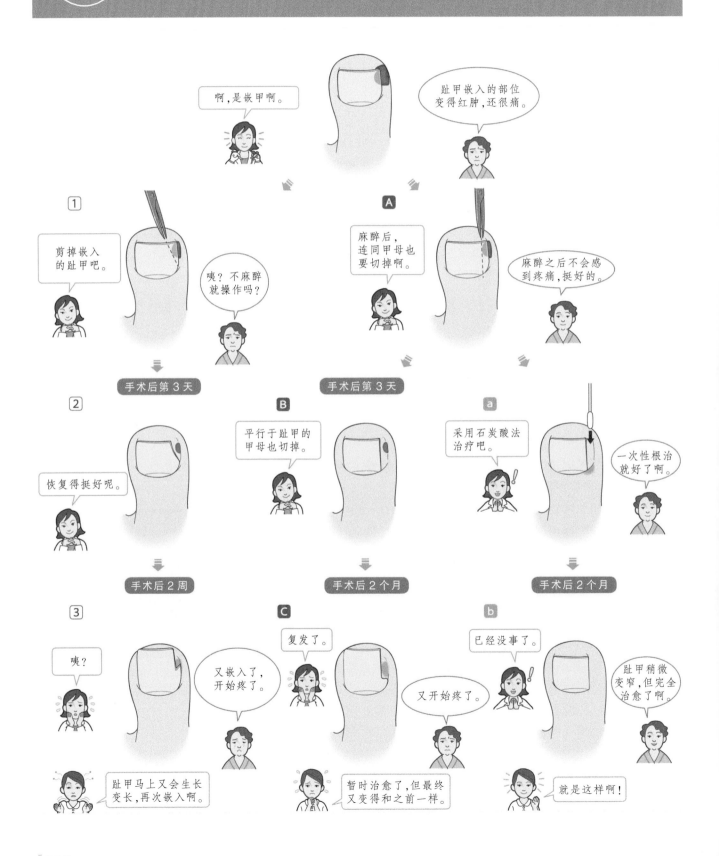

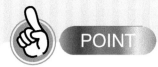 **POINT**

▶对于长出不良肉芽的嵌甲,即使切掉嵌入部分的趾甲也无法完全治愈。

▶一定要连带甲母部位一起切除,需要除去引发不良肉芽组织的原因。

▶为了能够通过一次治疗就完全治愈,建议采用石炭酸法根治性手术。

1 切除趾甲局部,没有麻醉相当疼痛。

2 暂时好转。

3 残留的趾甲继续嵌入,很快恶化。

A 连带不外露的趾甲(甲母部分)平行地切除。

B 切除之后好转。

C 数月之后趾甲生长、变长,一般会复发。

a 连带不外露的趾甲(甲母部分)平行地切除之后,以石炭酸法处理甲母和甲床。

b 趾甲变窄,完全治愈。

讲解

● 发生嵌甲时趾甲作为异物嵌入侧甲廓,形成肉芽肿,所以治疗时需要除去引发肉芽组织的原因。只切除肉芽或者只切除嵌入的趾甲是无法治愈的。并且,剥离这部分趾甲时,如果不进行麻醉,患者会十分疼痛。

● 如果是不完全的部分切除,隐藏在侧甲廓的趾甲就会变尖,反而变成刺入的状态,随着趾甲生长变长甚至会有肉芽和疼痛进一步恶化的情况。

● 在切除嵌甲的趾甲时要进行麻醉,切除包含平行于侧甲廓的甲母部分。如果有专门切除趾甲的剪刀更好,没有时可以使用剥离剪刀或 Mayo 剪刀(梅氏剪)。轻轻剪下趾甲,剪刀伸入甲皱襞下方,在尽头的位置切除趾甲。切除的趾甲用蚊式钳夹住并除去。一般都会有出血,所以要选择稍厚的敷料。从第二天开始创口部位要仔细清洗。

● 通过以上处理,从当天开始疼痛逐渐消失。1~2 周内嵌甲的肉芽炎症消失,但是除去趾甲的部位会有侧面的组织聚拢,随着趾甲从甲母中生长变长,所以数月之后可能有复发的情况。

● 如果想要防止复发、完全治愈,剥离趾甲之后进行石炭酸处理*,使一定范围的趾甲永久不再生长。趾甲变窄治愈,没有再嵌入,不易再引发炎症。

*如果进行石炭酸处理等根治性手术,有报告称手术之后会有长时间的趾甲变形,但是发生概率不明确,故作者并不认为进行根治性手术不妥。

66 夜间及公休日急诊时的局部烫伤处理，不要评估二度或三度烫伤，直接用软膏处理

 虽然有水疱形成，但不确定是二度还是三度烫伤。

 现在这个时候，二度或三度烫伤的处理方法必须要改变吗？

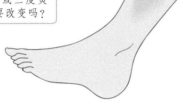

 不小心将味噌汤洒到身上。

①

 确认是否疼痛，用针刺一下试试。

 好可怜啊！

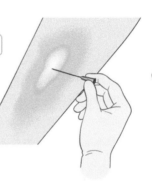

 好疼啊，别刺了。

ⓐ

 挑破水疱，看看内部情况。

 挑破或观察内部情况，处理的方法不是一样的吗？

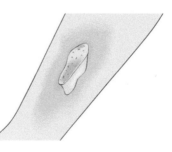

 呜，变成火辣辣的刺痛了。

Ⓐ

 姑且先大量涂抹软膏，再观察恢复情况吧。

 明天再到门诊就诊吧。

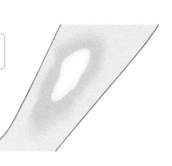

 谢谢！

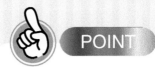

▶夜间及公休日急诊时的局部烫伤的初期处理,不应评估其是二度或三度烫伤,应保持水疱原样,并直接涂抹软膏。

▶用针扎刺激评估痛感对于患者来说很痛苦,除去水疱则会加剧疼痛。

1️⃣ 用针刺水疱部位来评估痛感。

🅰 水疱破裂,诊察内部皮肤的状态。

🅰 保持原样直接涂抹软膏。

讲解

● 夜间或公休日等时间接待急诊时,通常是皮肤科或整形外科之外的医生来处理局部烫伤。如果只是发红而没有形成水疱则是一度烫伤,但是有水疱形成时则难以判断烫伤是二度还是三度。专业书籍中主张要区别处理二度和三度烫伤,但初期处理时不要评估是二度还是三度,应以二度烫伤进行涂抹软膏(硫酸庆大霉素软膏、苷菊环烃软膏等,只用凡士林也可以)处理,第二天到专科医生处就诊。

● 即使是三度烫伤,经过一天的时间感染也不会加重,为了评价是二度还是三度而使用针刺检测对于患者来说很痛苦。水疱破裂看到内部皮肤,破裂的部位就会变得火辣辣的刺痛且痛感加重。

● 如果没有形成水疱只是表面发红,可以使用含有类固醇抑制炎症效果的软膏处理。

● 即使是在面部,如果是眼睛周围的烫伤,使用眼用软膏。

● 近年,应对烫伤也可使用创口敷料,但是对于受伤后马上形成水疱的情况则不宜使用创口敷料。有些医生会贴上创口敷料,告知患者"就这样保持1周",但是渗出液较多,患者自己难以处理,又会发生感染,所以不是合适的处理方法小技巧64(第138页)。

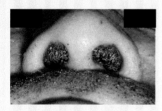

图1 煤气爆炸引起的面部烫伤患者的鼻孔。

● 类似厨房小型煤气爆炸的受伤,应怀疑有呼吸道烫伤。呼吸道烫伤引起黏膜肿胀直到导致呼吸道狭窄会有一段滞后时间,所以就诊时没有呼吸道狭窄症状,就这样让患者回家会有呼吸道肿胀甚至窒息的危险。所以怀疑是呼吸道烫伤的情况时,应采用内镜检查等处理,以及住院护理(图1)。

● 手部的烫伤就诊时,必须先将戒指取下。如果陷入"肿胀→戒指勒紧,导致循环障碍→更加严重的肿胀→循环障碍更加严重"的恶性循环,手指会有坏死的可能(图2)。

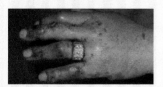

图2 手部烫伤引起的严重肿胀,导致戒指无法摘下的状态。

⑥⑦ 使用伸缩胶带时不要拉伸

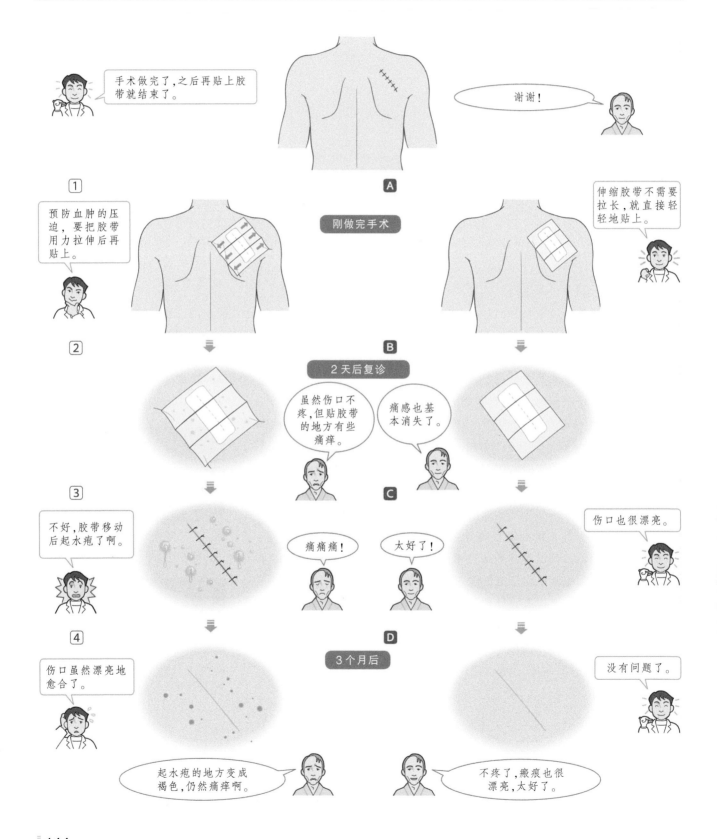

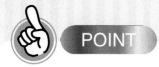

POINT

▶用力拉长伸缩胶带再贴住固定,1~2 天后就会形成水疱(特别是关节附近,经常活动的部位),所以需要注意。

▶水疱破裂后会特别痛痒,之后也可能会残留色素沉着。

① 拉长伸缩胶带,贴住固定。

② 1~2 天后胶带下形成水疱。

③ 胶带脱落后,水疱就会破裂,患者感到疼痛。

④ 数月之后残留色素沉着。

Ⓐ 不拉长伸缩胶带,贴住固定。

Ⓑ 不会产生水疱。

Ⓒ 即使胶带脱落也没有影响。

Ⓓ 正常愈合。

讲解

●一些医生在手术后拉长伸缩胶带贴住纱布,拉长贴住的部分 1~2 天后皮肤上会形成水疱,所以需要注意。也有通常所说的"胶带皮疹"(胶带成分引发的接触性皮炎)的情况,其大部分是物理性的作用而产生的。

●关节附近等经常活动的部位,由于活动导致更大的力量作用于皮肤和胶带之间,所以需要更加注意。

●伸缩胶带的伸缩性不是为了拉长后贴上的,而是为了在缓缓地贴上之后,即使关节等活动部位拉拽,胶带也不会脱落。在可活动部位贴上伸缩胶带时,也要考虑需要胶带最大的肢体活动范围(例如,如果贴在肘关节伸侧,对应的就是肘关节的屈曲位长度),再进行粘贴。

●产生水疱的部位可能会残留炎症后的色素沉着。面部或前臂等重视美观性的部位如果残留色素沉着,日后可能会引起纠纷,需要注意。

瘢痕是否被称为"瘢痕"的主观考量

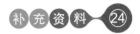

假设有患者来医院就诊，希望除掉面部或其他位置直径 5mm 左右的黑痣。如果采用常规的梭形切除，瘢痕的长度将会变成直径的 2 倍以上，所以这个瘢痕直径将变成 10mm 以上。从美观的角度上看是 5mm 的黑痣好，还是 10mm 以上的瘢痕好，每位患者会有不同考虑，但面部 10mm 以上的瘢痕是相当明显的。如果是 3cm 以上，一看就知道是被称为"瘢痕"的瘢痕。

图 1 显示的是一位 20 多岁女性的鼻梁部位的基底细胞瘤，距离瘤体 3mm 设计了切除线。切除线的直径是 15mm，皮肤的最少缺损也要到这种程度。如果为了使"猫耳朵"不明显而采用梭形切除缝合，即使努力对合皮肤也会有 4cm 左右的直线瘢痕，在面部的正中央完全留下被称为"瘢痕"的瘢痕。如果用双叶皮瓣或 Limberg 瓣修复皮瓣，即便不是直线，也会在面部的正中央留下人为造成的像是某种图案的瘢痕，瘢痕可能被认为是故意造成的补充资料 19(第 109 页)。那么，到底怎么做才好呢？以该病例为例，切除肿瘤之后，保持原样，用软膏处理(图 2)。形成二期愈合，收缩+再上皮化到治愈为止大约用了一个月的时间，手术后一个半月的时候由于皮肤缺损形成了一小圈模糊的红色印迹(图 3)。经过一段时间，红色部分消除，可以认为是变成了比 4cm 的直线更加不能称为"瘢痕"的瘢痕。不论是多么漂亮的瘢痕，如果在面部残留较长的直线瘢痕，就会被称为"瘢痕"。像这样评估"瘢痕"时，除了长度、幅度或缝合线痕等客观标准之外，必须注意也有需要考虑"可否不被称为瘢痕"的主观标准。

此外，如果患者对于这种圆形模糊的"瘢痕"不满意，认为 4cm 直线瘢痕更好时，将此圆形的瘢痕梭形切除即可。虽然之后可以从圆形变为直线(或皮瓣)瘢痕，但是反过来却不可以从直线(或皮瓣)变为圆形瘢痕，从"先不要造成缺损"的观点来看也是如此补充资料 10(第 53 页)。当然，在做此类手术之前要向患者说明这几种方法，以及相应的优缺点，认真沟通之后再决定手术的方法。

此外，这个部位即使二期愈合也难以形成肥厚性瘢痕，正是因为这是从经验中总结出来的才会被采用，当然这种方法并非对于所有部位来说都是最好的。就那样直接治疗圆形缺损皮肤，与缝合相比，变形会向各个方向分散，所以也有面部特征点的位置不易向一个方向偏离的优点。

图 1

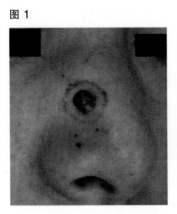

图 2

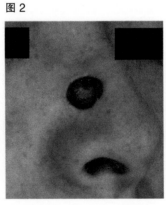

图 3

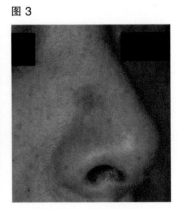

最后希望以一些概念性的话语来进行总结。既然选择在外科工作，每位医生都希望将手术做好。理想状态就是手术能够顺畅地进行，花费较短的时间，得到满意的结果。重复多次同样的手术却仍以同样的方式失败，不能熟练操作，即使完成了手术却比其他医生花费更多时间，在护理人员或麻醉医生看来不尽如人意，造成这些情况的原因大多数是医生对每次手术存在问题欠缺反思，没有有效的反馈。在第4章将从思想上讲述怎样做才能从容应对手术，有所进步，将本章所传达的内容进行实践，相信虽然临床经验有限，但也能够很快使自己的操作变得熟练起来。

第4章 提高手术水平的秘诀

68 从头到尾进行完整的模拟实验手术

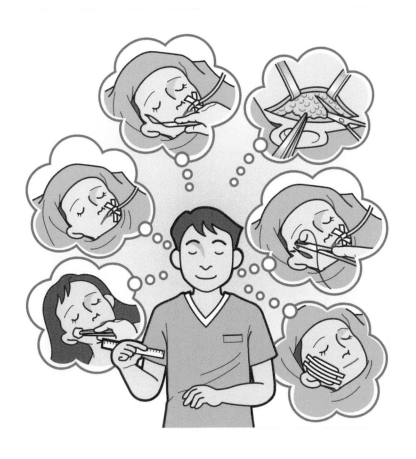

对于"为什么做手术无法熟练起来呢？"这个问题的一种回答是"因为没有有效的反馈"。都不必说，还有同样的失败重复两三次的情况。对于这次手术的失误，要在下次手术之前好好地制订对策，也就是说使反馈变得有效是非常重要的。这个秘诀就是在手术之前进行周密的模拟实验。从术野的消毒和布置铺巾开始，到术前设计、实际的手术、闭合创口、引流、拔管结束为止的全套操作，体位、插管或麻醉机的位置，乃至使用的器械，在脑海中详尽地设想之后再进行手术是很关键的。

手术前周密的模拟实验为什么对于合适的反馈如此重要呢？这是为了使"有什么没有按照设想地进行"变得明确。如果手术之前没有进行模拟实验就进行手术，手术中的"变数"太多，就容易忽略手术中做得好或做得不好的部分。通过手术前的模拟实验，只有那些没有按照自己设想进行的部分才能留下深刻印象，意识到这些是"变数"，因此可以对其有效地反馈。按照设想进行的部分作为"已达成"的事物可以明确地从"变数"中除去。这仅限于自己作为操作者的手术。自己作为助手时，通过以助手和手术操作者双方的视角进行模拟实验，既可以提高作为助手的技能水平，又可以在自己成为手术操作者的时候加以灵活运用。

因此，如果根据手术之前周密的模拟实验，在手术之后能够获得合适的反馈，即使只有为数不多的手术经验，也可以很快地提高手术水平。

69 手术技术是与组织的对话

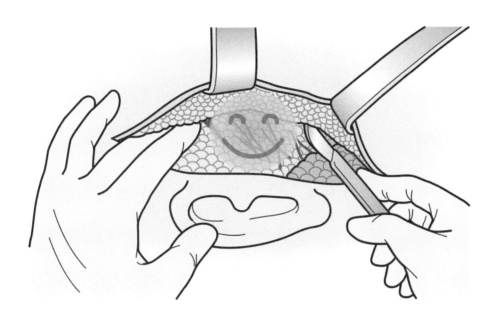

上文已经解释过手术之前的模拟实验对于提高手术技能非常重要。那么对于手术技术本身，什么样的心理准备是必要的呢？

最重要的就是要理解手术技术是与组织的对话。为此需要充分地运用视觉、听觉、触觉、嗅觉等一起来做手术。一看到组织，就仿佛可以从组织那里听到"请切除这个部分"或"请不要切除这个部分"。手术操作者不应在组织中随意地进入"非路径"，而是要一边观察组织的"景色"，一边感受组织的"心情"来进行手术。

组织显露出"请剥离这里"的层大多数是可以用手指剥离的。即便不能用手指剥离，使用剥离工具或电凝刀也可以没有阻碍地剥离。这样的剥离操作基本上不会出血，但是如果操作者随意地进入"非路径"，那么一旦剥离就会出血，使术野变得不清晰。组织有

明确意图"不想被破坏"的部位，或者有血管及神经等重要的器官，或者一旦被破坏就会出现功能障碍的部位。这些依靠"五感"的操作，是运用人们所说的"右脑"。但是也有可以理论上对应运用所谓"左脑"领域的部分。这属于整形外科领域，假如手掌的皮下组织可以很容易就被剥离，那么就会无法拿住物品；假如颧骨部位的皮下组织可以很容易就被剥离，那么就会在重力作用下下垂，导致下眼睑外翻。这些情况逻辑上可以理解为"明确表示不想被剥离"的结构，所以就按其意图应对即可。

所以，为了与组织进行对话，仍然需要操作者经验和反馈。没有按照组织的意图进行时，要思考其原因，在下一次手术时一边好好地理解其意图一边进行手术。

70 作为手术的助手时应在脑海中设想自己和操作者一起做手术

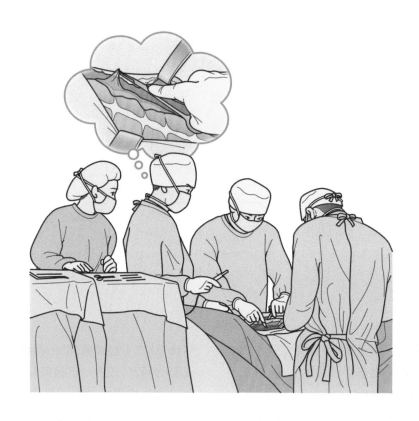

作者年轻时经常作为助手参与到手术中，但有时也并非第一助手，而是第二助手或第三助手等。重要的是，即使作为助手参与手术，也要带有自己就是操作者的意识参与到手术中。

换而言之，一边作为助手，一边在脑海中设想是自己在做手术。例如，进行切除的时候"如果是我，就使用这个工具，从这里开始着手吧"或者"啊！切到那里很危险！"在心中思考的同时完成助手的工作。基本上手术操作者是正确的，但也有"啊，还是割到血管了"的情况，证明自己的想法是正确的，这些都是在为你作为操作者进行手术的准备。当然，作为手术操作者的助手，不可以忘记要帮助操作者辅助进行操作的责任，但其本身也可以说是以操作者的视角"怎样做才能使操作者做手术更方便"的另一种表现形式。

进入外科，也就是毕业之后 4~6 年的时候，是能感觉到自己的手术水平进步了的时期。实际上手术水平是在进步，但 1~2 年后反而感觉手术不如之前得心应手了，不知道为什么会变成这样。这是为什么呢？这是因为手术的助手换了。作为新手外科医生的时候，擅长手术的前辈会在旁边细致地给予辅助。但是到了毕业之后 6~8 年的时候，原来的医生已经不再做助手，而是由比自己年轻的医生们作为助手。如果是非常了解手术的前辈作为助手，手术可以顺畅地进行，但如果是年轻医生作为助手，术野展开不充分，看到的情况将变得完全不同。其结果就是本来擅长的手术变得并不得心应手了。如果变成那样，告诉后辈"要像操作者一样来对待手术"，同时自己也再次认识到助手的重要性。

不使用面部皮肤吻合器和面部褥式缝合的原因

皮肤吻合器是在缝合头皮时使用的一种方便的工具 ☞ 小技巧54(第118页)。几乎不伤害发根,同时可以很快完成皮肤缝合,正是如此,令许多医生尝到"甜头"。可是,不要在没有毛发的面部等裸露的部位使用。

深夜的急诊室,醉酒跌倒造成面部创伤的患者很常见,虽然可以理解值班医生想要尽快结束操作的心情。图1和图2是现实中使用皮肤吻合器进行创口处理的患者,造成上眼睑的皮肤内翻,表面没有对合。因为头皮很硬不容易内翻,所以用皮肤吻合器也会很容易对合皮肤,但是眼睑的皮肤又薄又柔软,用皮肤吻合器无法顺利地对合。脸颊部位不仅有原来的挫灭创口,还有用缝合线大边距缝合的创口和用皮肤吻合器缝合的创口形成缝合线痕,可以预想到会留下非常难看的瘢痕。最重要的是,对于患者来说,完全感觉不到医生的用心,这是很大的问题。此外,即使是在头皮使用吻合器,也要一边

对合减少头皮表面的高度差,一边小心谨慎地使用。

另一方面,褥式缝合容易留下宽幅的缝合线痕,而且创缘外翻容易导致二期愈合,所以从美观的角度来说尽量不要使用 ☞ 小技巧19(第40页)。尤其面部是美观性要求较高的部位,皮肤不容易内翻,所以不应使用褥式缝合的方法。图3是年轻女性脸颊的割伤,在其他医院缝合2天后来我院诊察,大边距褥式缝合之后又加上了间断缝合。褥式缝合是一种会使本来没有创口的部位也留下瘢痕的缝合方法。

如果已经在其他医院接受褥式缝合的患者来就诊,建议立刻拆线,改用胶带固定(图4)。当然这种情况要先判断该部位是否适用于胶带固定 小技巧62(第134页)。用胶带替代的情况下,创口可能会因为轻微的外力就裂开,所以要向患者说明并取得同意,在患者有美观性要求时再进行操作 ☞ 小技巧53(第116页)。

图1

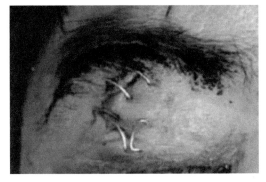

图2

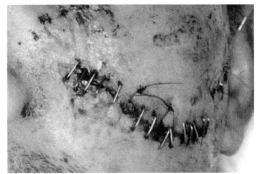

(脸颊)

图3

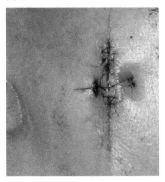

图4

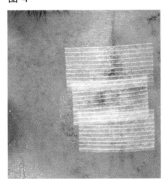

从真皮中层开始的电凝刀切开是三度烫伤

用电凝刀切到真皮中层之后，能看到用电凝刀切开真皮中层至脂肪层的操作，但是这样相当于造成了真皮深层的三度烫伤，从创伤愈合的角度来看不推荐这种操作。不论是多么擅长用电凝刀切开，仔细观察皮肤切开的部位就可以看到褐色烧焦的痕迹。

用电凝刀切开真皮深层一般是为了防止真皮下血管网的出血，但是注射含有肾上腺素的1%利多卡因或者20万倍稀释的肾上腺素生理盐水后，等待大约8分钟，基本不会出血 ☞ 小技巧 25（第 56 页），对仍然出血的点进行精确止血即

可。一些医生可能会觉得注射麻烦，等待的时间稍长，但是注射之后进行各种器具或手术的准备也不会浪费时间 ☞ 小技巧 31（第 68 页）。这样止血不会耗费时间，以适合的术野舒适地进行手术，实际上常常可以缩短手术的时间。手术后即便没有创口愈合情况不佳、创口裂开等，但也会因结痂形成肥厚性瘢痕 ☞ 小技巧 03（第 6 页），也会使门诊患者就诊时抱怨痛痒、痉挛或是看上去很不美观，考虑到这些也可以认识到温柔对待皮肤的意义重大。

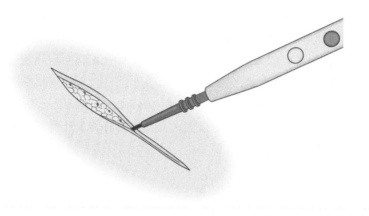

"有感觉"不能代表指神经没有损伤

对于因手指掌侧的割伤及挫伤来急诊的患者，要评估指神经是否受损。

指尖等处的割伤，医生用手指触碰创口远端的部位或是用镊子或剪刀尖端按压，询问患者是否有感觉，即使患者回答"有感觉"，也不能证明指神经没有受损。只要患者手指另一侧的指神经没有问题，一般就会认为"反正是有感觉"。如果能感觉到疼痛，首先可以判断神经没有被切断，但是如果突然用针刺检查，在神经没有受损的情况下患者会感觉到强烈的痛感，对患者来说很残忍。像这种情况作者会使用曲别针的尖端检查。给患者展示曲别针，让患者知道就算会痛也不是特别痛，从曲别针轻轻按压开始，逐渐加大按压力度来检查痛感，患者也不会觉得恐惧。如果用了相当大的力度按压也没有痛感，那么就怀疑指神经被切断了。采用两点辨别感觉检查(2PD)也是有效的方式。

如果手指掌侧有搏动性出血，那么指动脉被切断的可能性很高，所以可以预判横向走行的指神经也可能很快出现某些障碍 ☞ 小技巧 57（第 124 页）。另外，神经损伤不仅限于完全切断，也有部分切断的情况，在创口远端数个位置都进行检查比较好。而且，即使神经在生理上连在一起，也有巨大的外部压力作用时导致暂时性麻痹的情况，所以没有痛感不一定就是神经断裂。关于指神经切断，特别是示指桡侧(捏起小的物体时很重要)或小指尺侧的指神经(手容易碰触到物体)的切断对于日常生活有很大的影响，所以如果怀疑指神经受损，首先要缝合来处理割伤，然后到矫正外科或整形外科的专科医生处就诊。对于神经切断要进行神经缝合，但是受伤后经过数天神经就会陷入瘢痕之中，变得无法直接缝合，一般很难取得较好的手术结果。

手指的驱血工具应在包扎纱布之前取下

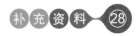
补 充 资 料 ㉘

处理手指或脚趾的创口时,会使用内拉通软导管或彭罗斯型引流管及手套等在手指或脚趾的根部驱血。对应嵌甲的石炭酸法治疗也是如此,从指甲剥离部位出血但无法有效地灼烧甲母,所以需要适当的驱血处理。在这种情况下,如果缠绕过于用力可能会导致指神经功能障碍,所以需要注意。

那么,应该何时解除这种驱血呢?一旦取下驱血工具创口部位就会立刻出血,所以可以看到一些医生不愿意这样做,而是用纱布和弹力网状绷带完全包裹住手指之后再取下驱血工具。一般是由于以下两个原因。

(1)解除驱血之前包裹住手指,解除驱血的时候就无法确认血流是否到指尖。大范围挫灭伤时即便缝合处理,挫灭创口远端的血流也会比较匮乏。而且,有糖尿病等末梢血流障碍的患者可能无法恢复血流。患有雷诺综合征的胶原病患者即使解除了驱血,手指也会全部苍白,血流无法恢复。

(2)也有包裹住手指之后忘记解除驱血,未做处理的情况。一般很难相信这种情况会发生,但是也有医生在非常忙碌的时候,碰巧院内有紧急情况,忘记取下驱血等类似的情况,请铭记于心,这是可能发生的事情。为了不在无意中忘记取下驱血,预防策略是使用大的(长的)、明显的驱血工具。

在外伤创口注射局部麻醉剂的要点

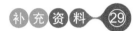
补 充 资 料 ㉙

经常可以见到对皮肤割伤的患者进行创口的洗净和缝合处理的情况。在这里需要注射局部麻醉剂,那么就产生了"从哪里开始注射"这样的问题。当针穿过真皮的时候会感觉到最强烈的痛感,所以比起在正常皮肤上针刺注射,从创口部位的皮下(脂肪层)进针注射的痛感较轻。只是有人指出,从创口部位的皮下注射时有创口的污染扩散到正常皮下的危险,也有局部麻醉剂容易从进针部位流出的缺点。实际上到底应该如何操作呢?虽然没有客观证据表明,但创口部位没有明显污染的情况下,在创口部位注射处理后并没有感染概率增加的迹象。而当创口部位有严重污染(沾满泥土、动物咬伤等)的情况时,应当从稍微远离创口的正常皮肤部位注射。

实际操作中从创口部位的皮下进针注射进行局部麻醉时,要仔细观察创缘,不应从已剥离的部位注射(局部麻醉剂会流出)。四肢部位经常容易发生由于外伤导致大范围的剥离(特别是有坚韧的深筋膜的前臂及小腿),这种情况剥离常常发生在深筋膜之上。而且,即使局部麻醉剂注射到皮下脂肪层的深部,到达皮肤也需要时间,并且常常无法充分起效。所以从创缘向皮肤正下方注射局部麻醉剂可以将局部麻醉剂的流出量控制在最小限度,并可以使麻醉充分地起效(面部其他的部位也是如此)(图1)。

图1 从前臂的割伤创口注射局部麻醉剂。

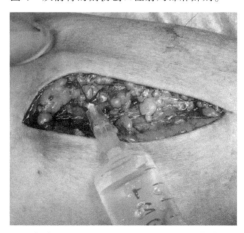

在皮肤1mm左右的深层注射局部麻醉剂。

关于针头回套针帽的操作

注射器在使用后，原则上禁止针头回套针帽，但在临床的实际操作中将针头回套针帽有时是安全的，同时也有不得已将针头回套针帽的情况。只是，在这种情况下绝对不能做的是手指放在针尖的延长线上来将针头回套针帽，无论多么慎重地操作，也有很大的可能发生针刺事故。但实际上没有遵守这个重要原则，将针头回套针帽的情况多得令人惊讶。

即便没有特殊的器具，必须先安全地将针头回套针帽，将针帽平放，针尖朝向内部进入(图 1a)，针进到大约 90% 的部位时(图 1b)将注射器向上拿起(图 1c)，最后将针帽按回注射器上(图 1d)，这是完全将针头回套针帽的方法。

但是，有时将针帽平放也无法将针头回套针帽，这种情况建议至少也要按照以下的方法进行操作。首先将针尖向上，手持针帽的顶端对着与针尖约 45°角，从侧面将针帽盖在针尖上(图 2a)。然后松开手，轻微晃动针尖使针帽盖在针上(图 2b)。确认针帽基本都盖上之后(图 2c)，将针帽按回注射器上，完全将针头回套针帽(图 2d)。

注射器使用之后原则上禁止针头回套针帽。但能见到很多危险管理的原则与实际的临床情况不符的情况。在此情况下，采取最大可能减少危险的方法，拥有自我保护的意识非常重要。

图 1

图 2

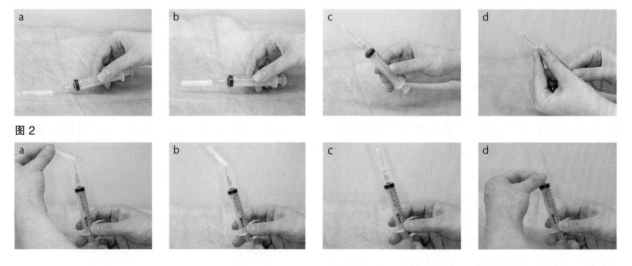

索 引

B

瘢痕　146

瘢痕瘤　72

瘢痕修复手术　81

表层缝合　8,107

表皮　2

搏动性出血　79

C

拆线　13

持针器　9,23

尺神经　102

出血　76

创口敷料　139

挫灭伤　111

D

单极电凝　67

对合　44

E

耳大神经　101

二层缝合　6

二期愈合　5

F

肥厚性瘢痕　3,39

缝合线痕　6

敷料　77,121

附属器　2

副神经　101

G

感觉神经　88

贯通伤　112

H

横向切开　73

J

胶带　36

胶贴　70

角质层　136

结痂　3,22

K

宽幅瘢痕　3,39

L

利多卡因　56,68

连续缝合　33

螺口注射器　62

M

弥散性血管内凝血　129

面神经颞支　101

N

囊壁下陷　87

P

排脓　83

彭罗斯型引流管　108

皮肤吻合器　97,118,151

皮下血肿　128

皮脂腺囊肿　16,85

皮脂腺痣　96

Q

嵌甲　140

曲形针　23

R

桡神经　102

褥式缝合　40,151

软膏　121

S

腮腺瘘　102

三度烫伤　77,152

色素沉着　7,126,145

伸缩胶带　144

肾上腺素　56,68

双极电凝　67

撕脱伤　126

梭形切开　77

T

胎记　92

W

无菌铺巾　74

X

系统性红斑狼疮　130

Y

一层缝合　6

一期愈合　5

Z

粘连　101

枕大神经　101

真皮　2

真皮缝合　4,18,107

正中神经　102

脂肪瘤　73

脂腺囊肿　83

其他

McIndoe 型无钩镊子　29

X 线片　133

掌握100个外伤处理小技巧
为患者制订最佳解决方案

建议配合二维码一起使用本书

•• 智能阅读向导为您严选以下专属服务 ••

加【医学社群】　交流外伤处理技巧

记【读书笔记】　生成专属知识库

领【医学书单】　拓展你的知识面

扫码添加
智能阅读向导